ESSAI SUR LES NÉVROSES

DU

NERF VAGUE

PAR

Joseph RESCOUSSIÉ

Chef de clinique à la Policlinique de Paris.

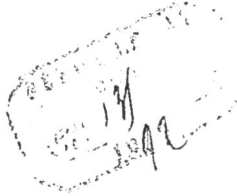

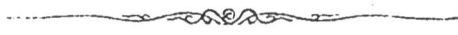

CLERMONT (OISE)

IMPRIMERIE DAIX FRÈRES

3, PLACE SAINT-ANDRÉ, 3

—

1892

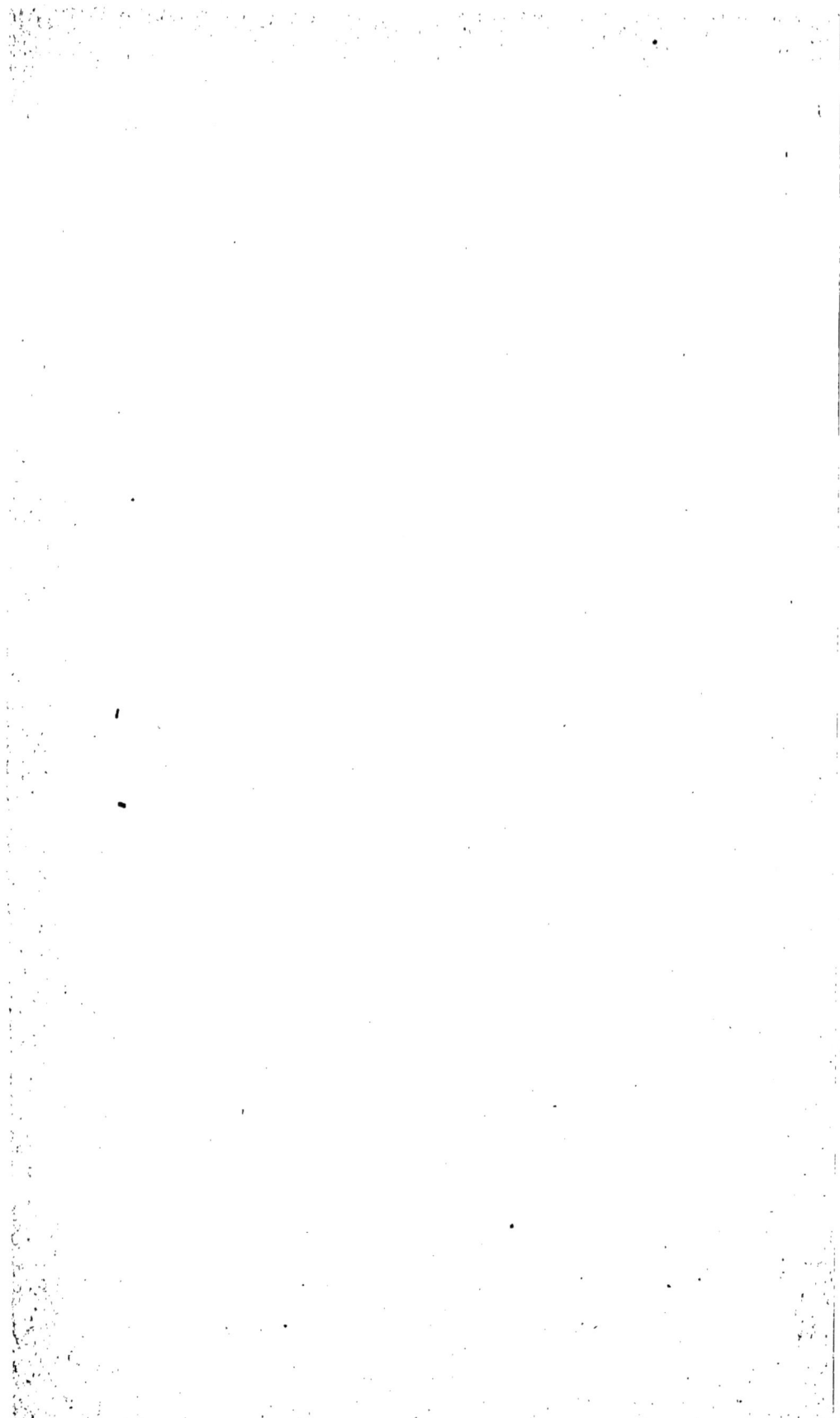

ESSAI SUR LES NÉVROSES

DU NERF VAGUE

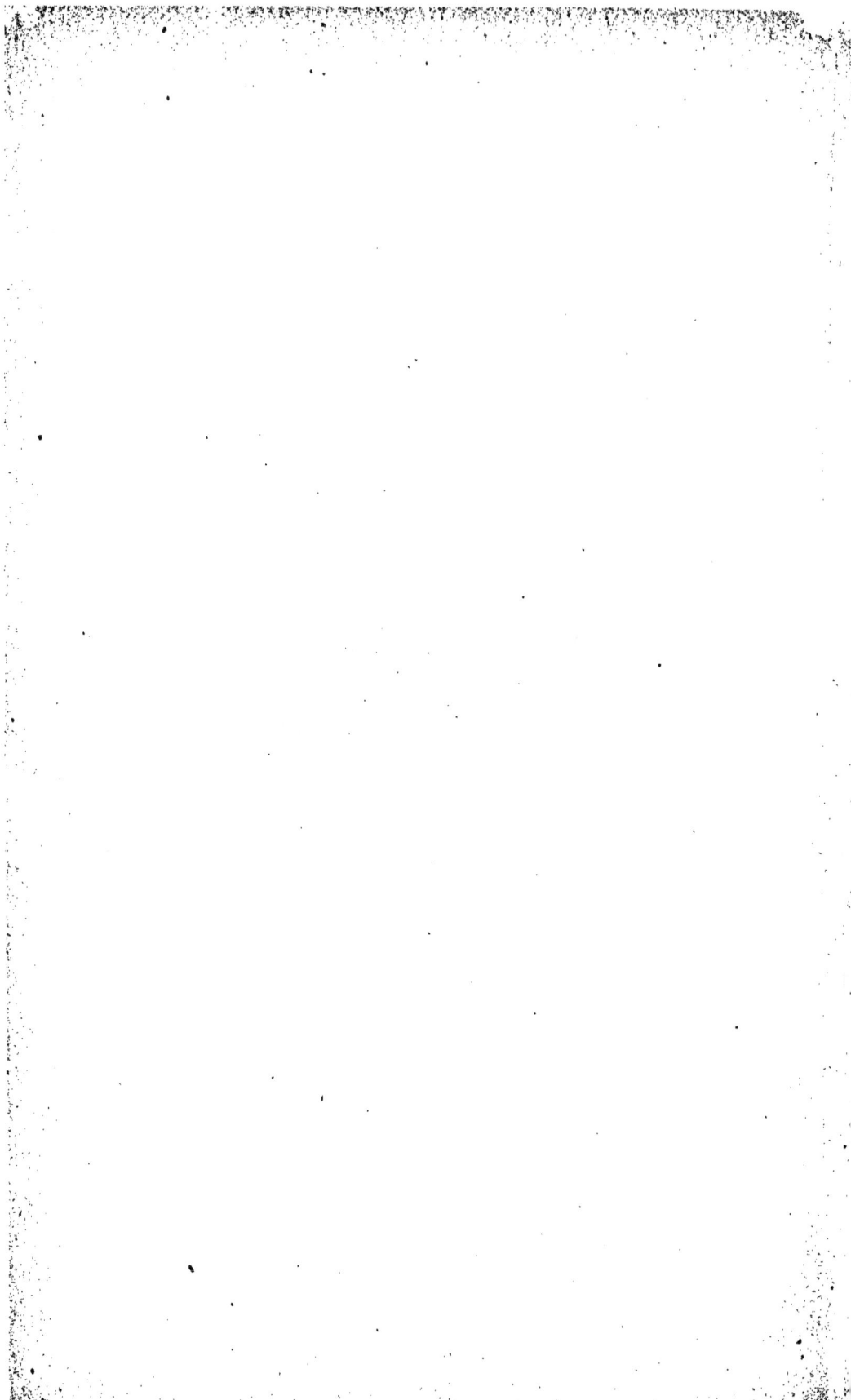

ESSAI SUR LES NÉVROSES

DU

NERF VAGUE

PAR

Joseph RESCOUSSIÉ

Chef de clinique à la Policlinique de Paris.

—❦—

CLERMONT (OISE)

IMPRIMERIE DAIX FRÈRES

3, PLACE SAINT-ANDRÉ, 3

—

1892

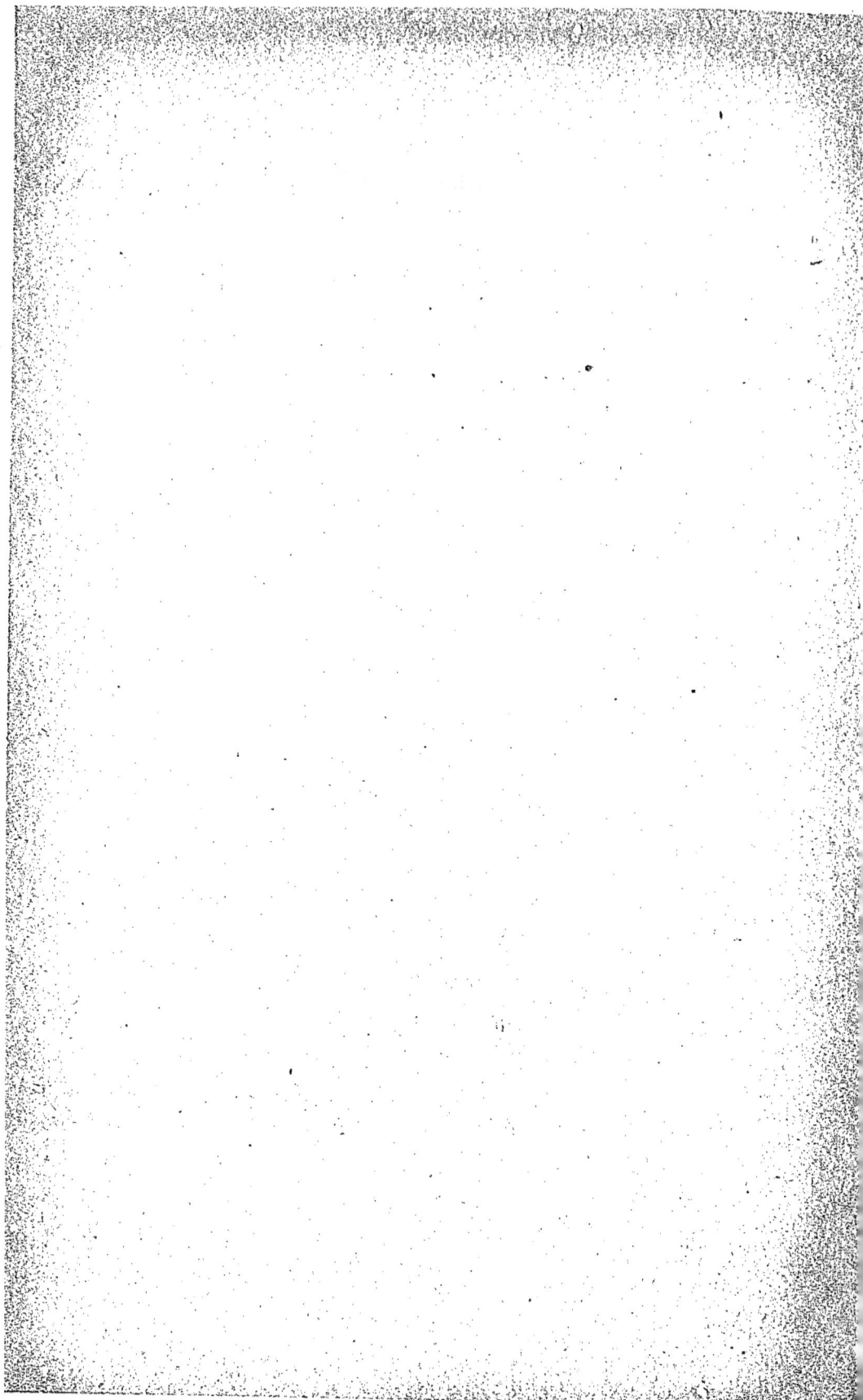

ESSAI SUR LES NÉVROSES

DU

NERF VAGUE

AVANT-PROPOS.

La question des névroses du vague est une des plus obscures de la pathologie. Nous n'avons pas la prétention de faire la lumière dans ce chaos. Notre but est beaucoup plus modeste. Nous croyons qu'il existe, en dehors des névroses partielles et des syndromes cliniques correspondants déjà décrits, une névrose généralisée typique affectant la totalité ou la majeure partie des départements du vague et dont l'expression clinique constitue un syndrome plus complexe. Même réduite à ces proportions, la tâche que nous nous sommes imposée présente des difficultés sans nombre. Nous n'aurions jamais osé l'entreprendre si M. le D' Arthaud, chef des travaux de physiologie générale au Muséum, ne nous avait sans cesse prodigué ses conseils et n'avait mis à notre disposition beaucoup de matériaux nécessaires pour ce travail. C'est lui qui nous a appris à reconnaître ces états pathologiques et qui nous a engagé à faire de ce sujet une étude spéciale. Qu'il nous permette de lui témoigner notre profonde reconnaissance pour l'enseigne-

1

ment qu'il nous a donné et le dévouement dont il a fait
preuve à notre égard en mainte circonstance et
dont nous ne perdrons jamais le souvenir. M. le docteur
Bacchi, ancien chef de clinique de la Faculté nous a
communiqué une observation inédite et nous sommes
heureux de le remercier de cette attention et de la com-
plaisance avec laquelle il nous a initié aux éléments de
l'ophtalmologie. Enfin nous remercions bien vivement
M. le professeur Brouardel, doyen de la Faculté de
médecine, de l'honneur qu'il nous a fait en voulant bien
accepter la présidence de notre thèse. Nous invoquerons
plus d'une fois son autorité scientifique dans le cours
de ce travail.

Le sujet sera divisé en trois chapitres. Le premier
aura pour objet la partie expérimentale, et comprendra :
un exposé sommaire de l'anatomie, de la physiologie du nerf vague et des névrites provoquées par l'expérimentation chez l'animal, par les traumatismes et
principalement par les traumatismes opératoires chez
l'homme. Les deux suivants seront consacrés à la partie exclusivement clinique, aux névrites et aux névroses spontanées. Le deuxième aura trait à l'historique,
l'étiologie, à la symptomatologie, au diagnostic, au pronostic et au traitement de ce syndrôme morbide. Les faits
cliniques cités à l'appui seront relatés dans le troisième
chapitre. Au lieu de suivre pas à pas les livres classi-
ques dans la description anatomique, nous croyons qu'il
sera préférable de passer très rapidement sur le trajet et
la distribution des rameaux du nerf pour s'étendre un
peu plus longuement sur ses origines centrales. L'impulsion donnée par Broca, Fritz et Hitzig à la recherche
des fonctions spéciales à chaque zone de l'écorce cérébrale, a suscité des travaux innombrables dans ces vingt
dernières années. De tous côtés, cliniciens et physiolo-

gistes multiplient leurs efforts pour résoudre le problème des localisations cérébrales. Bien des lacunes restent encore à combler et l'anatomie ne peut, à l'heure
actuelle, assigner un trajet intra-cérébral précis aux impressions motrices et sensitives que l'écorce transmet à
chaque organe. Le schéma de Meynert avec ses trois
systèmes de projection : le premier unissant les ganglions
centraux à l'écorce, le deuxième les ganglions centraux
à la colonne médullaire, le troisième constitué par l'ensemble des fibres nerveuses périphériques, cesse d'être
une abstraction pour le nerf optique, le grand hypoglosse,
les nerfs des membres. Il n'en est plus de même des
autres nerfs crâniens et surtout des conducteurs centripètes en raison du doute qui existe sur la région des
circonvolutions affectée à la perception de la sensibilité
générale. Néanmoins nous essayerons d'établir le trajet
intra-cérébral hypothétique des fibres du pneumogastrique en nous basant sur les recherches récentes des
physiologistes et en suivant dans notre description le
plan tracé par Meynert.

CHAPITRE I.

APERÇU ANATOMIQUE.

Un fait de notion vulgaire c'est l'influence réciproque du moral sur le physique et du physique sur le moral. L'activité, l'éclat des facultés intellectuelles dépendent de l'intégrité de chaque organe et des organes viscéraux en particulier. Le caractère maussade du constipé avait déjà frappé l'esprit observateur de Voltaire. Tout le monde sait que les émotions morales retentissent sur la circulation, la respiration, les fonctions intestinales. Les connexions des centres hémisphériques et des organes thoraciques et abdominaux sont donc indiscutables. Les nerfs vague et grand sympathique renferment les conducteurs centripètes et centrifuges qui assurent ces rapports. Le trajet intramédullaire de leurs fibres constituantes est bien connu à l'heure actuelle, mais on ignore complètement celui des fibres qui unissent les noyaux bulbaires à l'écorce cérébrale. Laissant de côté la question des origines du sympathique pour considérer exclusivement celles du nerf vague et de la branche interne du spinal qui constituent par leur union en dehors du crâne un nerf vago-spinal, voyons ce que nous enseignent la physiologie et la clinique sur les connexions de ce nerf avec les circonvolutions cérébrales. Et d'abord de quelle zone corticale partent les filets affectés à la conduction des impulsions motrices volontaires ou automatiques? L'existence d'un centre qui préside aux mouvements des muscles phonateurs du larynx semble aujourd'hui bien démontré. Les expériences de Duret, de Krause (1884), sur les chiens ; de Horsley et Semon (*British medical Journal* 1890); les faits cliniques d'hémiplégie avec paralysie unilatérale des adducteurs de la glotte observés par Garel, de Lyon (1886), Seguin, Masini (*Archives italiennes de laryngologie*, 1888), Duflocq (*Revue de médecine*, février 1891), concordent pour placer le centre phonateur à l'union de la circonvolution frontale ascendante avec la circonvolution de Broca.

Immédiatement en arrière sur le pied de la frontale ascendante se trouverait chez le singe, d'après Horsley et Beevor, un centre pour les mouvements du pharynx. Le fait de Duflocq semble indiquer qu'il en est de même chez l'homme. Le centre phonateur du larynx est distinct du centre respiratoire (Horsley et Semon). Ce dernier, bien qu'indéterminé, existe à n'en pas douter. M. François Frank (Leçons sur les fonctions motrices du cerveau, Paris 1887), en excitant chez le chat l'écorce au niveau du gyrus sigmoïde, a constaté que l'inspiration et la dilatation de la glotte d'une part, l'expiration et la constriction de la glotte d'autre part, sont fonctionnellement associées. De plus, les mouvements respiratoires du larynx semblent dépendre d'un centre spécial, puisque la volonté (phénomène de l'effort) ou la maladie (spasme hystérique) peuvent détruire cette synergie. Dans l'acte respiratoire qui bien qu'automatique est jusqu'à un certain point soumis à l'influence de la volonté, il faut distinguer les mouvements du thorax et ceux de l'arbre aérien lui-même. Des premiers il ne doit pas être question ici, l'impulsion centrifuge suivant une toute autre voie que celle des nerfs vago-spinaux.

Au contraire, le nerf vague est le nerf moteur des muscles lisses de l'appareil respiratoire. Bien que les fonctions organiques ne soient pas comme les réactions volontaires sous la dépendance de zones de l'écorce nettement circonscrites, elles ne sont pas moins soumises à l'influence du cerveau. Une émotion vive peut déterminer un spasme des petites bronches et l'impossibilité de respirer. Dans les mouvements expiratoires produits par l'excitation de la région psychomotrice, les fines ramifications bronchiques semblent se contracter. (Fr. Frank). L'aspiration pleurale et la résistance du poumon à l'insufflation augmentent.

Schiff, Vulpian, Bochefontaine, Brown-Sequard, Nothnagel, Frank, ont étudié l'action du cerveau sur le cœur. D'après Frank, une excitation forte et brusque (épilepsie corticale, phase tonique) de la zone psycho-motrice produit l'arrêt du cœur ; une excitation faible et longtemps soutenue produit l'accélération.

La double vagotomie supprime ces résultats. Le même auteur et Stricker *Wien. med. Jahr.* 1886), après Vulpian, ont constaté une augmentation considérable de la pression artérielle due à une action vaso-constrictive à la période tonique de l'épilepsie corticale. Quant aux rapports du cerveau avec le tube digestif, le foie, le rein, ils sont établis par la pathologie et l'observation, mais non démontrés physiologiquement. Ott, de New-York 1885) a vu l'excitation du pédoncule cérébral et de la couche optique inhiber le péristaltisme intestinal.

Il est donc probable que des différents points de la zone psycho-motrice partent des fibres qui, convergeant les unes vers les autres, viennent aboutir aux noyaux bulbaires moteurs du spinal et du pneumogastrique. Celles qui émanent des centres de la phonation et du pharynx semblent faire partie du faisceau frontal inférieur de la coupe frontale de M. Pitres (cas de M. Duflocq), puis suivre la capsule interne en passant entre le faisceau de l'aphasie et le faisceau géniculé, le pied du pédoncule cérébral, pour aboutir après s'être entre-croisées au niveau de la protubérance au noyau d'origine du nerf spinal. Les fibres qui se rendent au cœur se mettent également en rapport avec le noyau du spinal (Laborde, *Arch. phys.*, 1888). Les groupes ganglionnaires en rapport avec la motricité des organes viscéraux reçoivent des fibres qui suivent probablement jusqu'au bulbe le faisceau pyramidal pour disparaître à ce niveau dans le noyau du pneumogastrique ; peut-être sont-elles en relation avec les noyaux gris centraux de la base. Du moins Bechterew de Kasan, émet cette opinion au sujet des voies centrifuges indépendantes de la volonté et destinées au maintien de l'équilibre.

Quant aux fibres centripètes, leur trajet ne diffère sans doute pas de celui des conducteurs de la sensibilité en général. Parties des noyaux bulbaires, sensitifs du vague, elles suivent le faisceau sensitif proprement dit ou le ruban de Reil (Meyer a observé un cas de dégénérescence de ce faisceau avec troubles du vague), s'entre-croisent sur la ligne médiane, puis remontent le long du pédoncule cérébral à travers la calotte, le tiers postérieur de la capsule interne ; de là, elles se répandent en divergeant dans le centre ovale et viennent se terminer dans la zone sensitive de l'écorce, qui serait le lobe pariétal pour Bechterew (*Archives slaves de Biologie*, 1887), à la fois le lobe temporal, le lobe pariétal et la zone motrice pour Ballet, la zone motrice seule pour Schiff, Luciani, Tamburini, qui font des circonvolutions rolandiques un centre de motilité et de sensibilité à la fois.

Noyaux bulbaires. — Le noyau bulbaire du spinal, d'où émane la branche interne de ce nerf, et le noyau moteur du pneumogastrique, représentent la tête des cornes antérieures de la moelle. Ils constituent sur des coupes longitudinales du bulbe, avec le noyau moteur du glosso-pharyngien et le noyau accessoire de l'hypoglosse décrit par M. Mathias Duval, une colonne grise que l'on appelle quelquefois noyau antéro-latéral du bulbe.

Ils font partie de la colonne motrice externe et antérieure et occupent au niveau de la moitié inférieure du plancher du quatrième ventricule un plan sous-jacent à l'aile grise et à l'aile blanche externe. Le noyau sensitif du pneumogastrique représente la base des cornes postérieures et occupe sur le plancher du 4e ventricule la base de l'aile grise, dont le sommet répond aux origines sensitives du glosso-pharyngien entre le noyau de l'hypoglosse (aile blanche interne) et le noyau interne de l'acoustique (aile blanche externe). En dehors de ces noyaux, le spinal et le pneumogastrique reçoivent des filets, le second du raphé et tous deux du faisceau solitaire de Clarke, qui longe la colonne sensitive des nerfs mixtes et provient, d'après Pierret (*Com. Ac. des sciences*, 1882), du tractus intermédio-lateralis, origine intra-spinale du système sympathique.

Trajet intra-bulbaire et intra-crânien. — Partis de ces différents points d'origine, les filets radiculaires convergent les uns vers les autres et se portent obliquement en

bas et en dehors et finalement émergent au niveau du
sillon latéral du bulbe (origine apparente). Le glosso-pharyngien se trouve en haut et en avant : le pneumogastrique au milieu et le spinal en arrière.

Les filets du pneumogastrique, en nombre variable, 7 à
10, ne tardent pas à se réunir pour constituer le tronc du
nerf.

Les filets bulbaires du spinal se réunissent à leur
tour aux filets médullaires pour former le tronc de la
XIe paire. Ces deux troncs se portent transversalement en
avant et en dehors vers le trou déchiré postérieur par
lequel ils sortent du crâne. Une gaine arachnoïdienne
commune avec le glosso-pharyngien situé en avant les
accompagne jusque-là. Dans le trou déchiré postérieur
le pneumogastrique est placé en arrière du glosso-pharyngien dont il est séparé par une lame fibro-cartilagineuse,
en avant et en dedans du spinal et de la veine jugulaire
interne. C'est là qu'il présente un premier renflement
(ganglion jugulaire) qui reçoit des anastomoses du fa-
cial, du glosso-pharyngien, du ganglion cervical supérieur,
du grand sympathique.

Trajet extra-crânien. — Un peu au-dessous du trou
déchiré apparaît le ganglion plexiforme qui reçoit une
anastomose du grand hypoglosse, une de l'anse des deux
premiers nerfs cervicaux et une autre des rameaux du
ganglion cervical supérieur ; enfin la branche interne du
spinal. Dès lors le nerf vago-spinal est constitué. Au
cou il descend entre la carotide primitive et la veine
jugulaire interne placée dans la même gaine que ces
vaisseaux.

Les recherches de MM. Quenu et Lejars (*C. Ac. des
sciences*, 1890) ont démontré que la portion cervicale du
pneumogastrique et le récurrent reçoivent les vaisseaux
artériels uniquement des artères thyroïdiennes ; que les
vaisseaux veineux sont très abondants et se déversent à
la fois dans les veines thyroïdiennes, les vasa-vasorum
des carotides et dans un lacis de veines qui revêtent la
paroi latérale du pharynx. Cette abondante vascularisa-
tion n'est pas sans importance pour comprendre la pathogénie des névrites. A droite le vague pénètre dans le

thorax entre l'artère et la veine sous-clavière, se place dans le sillon qui sépare la trachée de l'œsophage, puis à la partie postérieure de ce dernier organe et pénètre dans la cavité abdominale par l'orifice œsophagien en arrière du cardia. Là il envoie de nombreux rameaux à la face postérieure de l'estomac et une anastomose à la partie interne du ganglion semi-lunaire droit pour constituer l'anse mémorable de Wrisberg. A gauche le vague passe dans le thorax entre l'artère sous-clavière et l'artère carotide, en avant de la crosse de l'aorte, puis à la partie antérieure de l'œsophage, pénètre dans l'abdomen en avant du cardia et s'épanouit sur la face antérieure de l'estomac. Quelques rameaux vont au foie en suivant l'épiploon gastro-hépatique, et quelques autres au duodenum.

Principales branches. — Ces branches sont : le nerf pharyngien simple ou double destiné aux muscles et à la muqueuse du pharynx, le nerf laryngé supérieur dont les rameaux innervent le constricteur inférieur du pharynx, le crico-thyroïdien, la muqueuse du larynx et qui s'unit au récurrent par l'anastomose de Galien. Le récurrent qui fournit au niveau de son anse des filets cardiaques, plus haut des filets œsophagiens, trachéens et pharyngiens. De ses cinq branches terminales, quatre innervent les muscles crico-arythénoïdien postérieur, ary-arythénoïdien, crico-arythénoïdien latéral et thyro-arythénoïdien et la dernière s'unit au laryngé supérieur par l'anastomose de Galien. Les rameaux cardiaques, variables en nombre, naissent au cou et dans le thorax et vont se terminer dans le plexus cardiaque. Les rameaux pulmonaires naissent au niveau de la bifurcation des bronches, ils forment là un vaste plexus qui entoure les bronches et donnent naissance à des filets trachéens destinés à la partie inférieure de la trachée, et aux filets œsophagiens, péricardiques et pulmonaires. Plus bas les deux pneumogastriques forment un plexus autour de la partie inférieure de l'œsophage et fournissent à la muqueuse et aux muscles de l'œsophage une série de filets. Enfin le nerf vague semble fournir des rameaux au pancréas, à la rate, à l'intestin grêle, au rein et à la capsule surrénale.

« Il est possible que certains filets émanés du ganglion semi-lunaire proviennent du vague et innervent le gros intestin et les organes génito-urinaires concurremment avec le sympathique » (Arthaud et Butte ; physiologie du nerf pneumogastrique, Paris 1891).

APERÇU PHYSIOLOGIQUE.

Le pneumogastrique contient dans sa part. . . érieure des nerfs de la sensibilité consciente et du mouvement volontaire. Mais c'est surtout un nerf de la vie végétative. Morphologiquement et physiologiquement il se rapproche du sympathique. Aussi MM. Dastre et Morat appellent-ils nerfs sympathiques le grand sympathique et les branches motrices involontaires du vague. En effet, dans la série animale ces deux nerfs présentent un développement inverse, en partie confondus chez certaines espèces, ils atteignent chez l'homme leur maximum de différenciation, mais au niveau de leur terminaison ils forment des plexus inextricables en confondant leurs fibres. Tous deux traversent de nombreux ganglions et sont constitués, en majeure partie, par des fibres de Remak, caractères que l'histologie assigne aux nerfs de la vie végétative (Testut, Anat. humaine, tome II). Néanmoins les fonctions de ces nerfs sont assez délimitées à l'heure actuelle pour en faire une étude séparée. Le vague exerce une action sur l'appareil respiratoire, l'appareil circulatoire et sur plusieurs viscères abdominaux.

C'est du vague que proviennent les nerfs sensitifs moteurs, vaso-moteurs et trophiques des organes respiratoires : larynx, trachée, bronches, poumons. Le nerf laryngé supérieur fournit une sensibilité très vive à la portion sus-glottique du larynx et par l'anastomose de Galien et le nerf récurrent une sensibilité obtuse à la portion sous-glottique, à la trachée, aux bronches (Philippeaux, Vulpian, François Frank). Ce dernier physiologiste, après

Donders, Hering, Brown-Sequard, a aussi démontré d'une façon péremptoire l'innervation centripète du poumon par le pneumogastrique : l'irritation de la surface endo-pulmonaire provoque un arrêt des mouvements respira-toires avec resserrement actif du poumon. Cet effet ne se produit plus après la double vagotomie et il persiste après la section du sympathique au cou. Longet, Paul Bert avaient cru que le besoin de respirer était le résultat d'une impression de l'air extérieur sur les extrémités pulmo-naires sensibles du nerf vague transmise aux centres par ses filets centripètes. On sait aujourd'hui que la double section du pneumogastrique et les anesthésiques ne font pas disparaître cette sensation interne, aussi admet-on, avec *Rosenthal* et *Muller*, qu'elle dépend d'une excitation du centre respiratoire bulbaire par un sang anoxhémique. L'hyperoxygénation du sang suffit, en effet, pour produire l'apnée (Rosenthal).

La dypsnée physiologique résulte, au contraire, d'un manque d'oxygène, ainsi que Traube l'a démontré. Le rhytme respiratoire semble subordonné à l'intégrité du pneumogastrique. Hering et Rosenthal expliquent ce phé-nomène par l'excitation alternative de fibres respiratoires et de fibres expiratoires. Mais Paul Bert rejette l'hypo-thèse de ce double courant centripète. Frank ne l'admet pas davantage, parce qu'il a toujours vu l'excitation du vague, surtout son trajet, produire une inspiration brusque et profonde suivie d'un arrêt de la respiration dû au res-serrement actif du poumon et des parois thoraciques. Du reste, cette partie de la physiologie est loin d'être éluci-dée. Après la section d'un seul vague on observe une modification temporaire du rythme respiratoire : l'inspi-ration devient plus profonde et l'expiration plus brusque avec une longue pause expiratoire. Après la section des deux nerfs, les mouvements respiratoires diminuent de nombre, augmentent d'amplitude, l'inspiration devient plus longue et l'expiration, très brusque, est suivie d'une longue pause expiratoire. Ces modifications persistent jusqu'à la mort. Que se passe-t-il dans ces conditions ? Essayons de l'établir d'après M. d'Arsonval et le travail plus récent de MM. Arhaud et Butte. La section des

vagues supprime la principale voie d'excitation centripète du centre respiratoire à l'état normal ; de là le
ralentissement des mouvements respiratoires et la pause
respiratoire. D'autre part, les filets centrifuges qui
tiennent sous leur dépendance le tonus des muscles bronchiques étant également interrompus par la section,
l'élasticité de l'appareil broncho-pulmonaire nécessaire à
la circulation de l'air et aux échanges gazeux rapides est
supprimée.

La courbe respiratoire de l'animal en observation révèle
alors une expiration forcée parce que les muscles expiratoires interviennent instinctivement pour suppléer, autant
que possible, les muscles bronchiques et chasser des
alvéoles l'air vicié qui ne se renouvelle pas, comme en té-
moigne la disparition du murmure vésiculaire à l'auscultation. Ce tracé respiratoire se retrouve chez l'homme
dans certains états pathologiques. Il en sera ultérieurement question à propos de l'observation d'un malade.

Qu'il suffise, pour le moment, de faire remarquer que
pendant les poussées d'invasion de la tuberculose pulmonaire et dans les congestions de cet organe en général,
le murmure vésiculaire disparaît complètement, l'expiration devient très prolongée, et les voies respiratoires
sont dans un état de béance manifesté par un facies
dyspnéique particulier. M. Arthaud a plusieurs fois attiré
l'attention sur ces signes et nous avons eu bien souvent
l'occasion de les constater avec lui. L'explication qu'il
donne de ce processus pathologique est seule conforme
aux expériences physiologiques : Il s'agit d'une paralysie momentanée du pneumogastrique. La tonicité des
muscles de Reissessen nécessaire à la ventilation pulmonaire et à la répartition régulière de l'air dans les alvéoles
(Cadiat) rend bien compte du silence respiratoire et de
la dypsnée concomitante. La même hypothèse fait présumer que la pathogénie de l'asthme n'est pas univoque.
Un double mécanisme peut le produire : c'est tantôt la
paralysie (asthme essentiel), caractérisée par une dyspnée
expiratoire (G. Sée), tantôt le spasme des muscles lisses
bronchiques (asthme thymique et laryngite striduleuse,
asthme des foins).

M. Frank (*Archives de Physiologie*, juillet 1889) a mis hors de doute le spasme bronchique dans l'asthme expérimental provoqué chez le chien, le chat et le lapin par l'irritation de la muqueuse nasale, et dans les dyspnées réflexes d'origine aortique (*Arch. phys.*, 1890). Pour M. Huchard (cité par Letulle, Thèse agrég., 1883), l'asthme essentiel est produit par une parésie des muscles bronchiques. Pendant l'accès, la poitrine est globuleuse ; il y a donc emphysème concomitant. Or, Claude Bernard a vu se produire un emphysème instantané et une augmentation considérable de la capacité pulmonaire après la section des vagues. M. d'Arsonval, répétant la même expérience, a vu le vide pleural diminuer. Dans ces conditions, en effet, les sphincters bronchiques sont paralysés, et le poumon se laisse distendre par l'air atmosphérique. Ce savant physiologiste, par l'électrisation des bouts périphériques, a obtenu l'augmentation du vide pleural dû à la contraction des canalicules respiratoires. Il a ainsi établi, d'une façon irréfutable, l'innervation motrice des muscles lisses des bronches par le nerf vague que Krimmer, Williams, Longet, Bugemburg, Paul Bert avaient démontrée par des procédés moins rigoureux. D'après Roy et Graham Brown, chaque nerf fournit des filets aux deux poumons. La motilité des muscles intrinsèques du larynx est sous la dépendance du récurrent, branche du spinal (Claude Bernard), excepté celle du crico-thyroïdien qui provient du laryngé supérieur (rameau externe, Longet). L'excitation faible du bout périphérique du récurrent produit l'abduction et l'excitation forte l'adduction des cartilages arythénoïdes (Donaldson).

D'après Exner et Mackenzie, le crico-thyroïdien serait innervé par le laryngé supérieur et un rameau du plexus pharyngé et les autres muscles du larynx à la fois par le récurrent et le laryngé supérieur. La paralysie isolée est d'origine centrale, lésion cérébrale ou bulbaire. Il semble que chaque filet nerveux a une racine bulbaire spéciale. Grossmann (Société Imperio-Royale des médecins de Vienne 1889) a pu produire chez le lapin des paralysies dissociées par la section d'une racine isolée. L'action vaso-motrice du pneumogastrique sur le larynx et la trachée existe

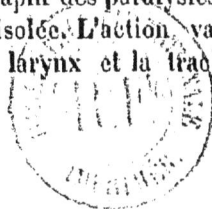

peut-être, mais elle n'est pas connue ; l'action vaso-motrice sur le poumon est admise par Schiff, d'Arsonval, Couvreur. Pour M. Frank, les vaso-moteurs du poumon proviennent exclusivement du sympathique. Une expérience de MM. Arthaud et Butte prouve que le vague en fournit également, du moins chez la grenouille.

Le rôle trophique du vague sur l'appareil respiratoire est démontré par la clinique et la physiologie. Todd, Gartner, Jean, ont observé des névrites du récurrent, spontanées ou à la suite de compression par des tumeurs intra-thoraciques avec atrophie de la corde vocale correspondante.

Lorsque le noyau bulbaire du nerf est affecté (tabes, sclérose, ou plaques, paralysie glosso-labio-laryngée, les muscles du larynx subissent la dégénérescence granulo-graisseuse. D'autre part, après la double vagotomie on observe un fait constant : c'est l'atrophie musculaire rapide du poumon.

Il survient aussi des lésions variables : ce sont le plus souvent les noyaux de congestion œdémateuse des poumons (Vulpian), ou des noyaux de broncho-pneumonie et parfois un lobe pulmonaire est presque complètement hépatisé.

La section d'un seul nerf détermine ces lésions (Schiff, Vulpian). Elle a suffi pour provoquer une pneumonie double chez le cochon d'Inde dans une expérience de Brown-Sequard.

M. Fernet (*France médicale*, 1878), ayant observé que la pneumonie franche aiguë s'accompagne fréquemment d'une névrite du nerf vague correspondant, regarde cette affection comme consécutive à l'altération nerveuse. Mais l'accord est loin d'être fait sur le mécanisme de ces lésions. Schiff les attribue à la paralysie des vaso-moteurs et Traube à la pénétration dans les bronches de parcelles alimentaires. Il est certain que les mucosités bronchiques n'étant plus expectorées, le terrain est beaucoup plus favorable à l'invasion des germes pathogènes. Il faut pourtant faire remarquer que la marmotte qui n'avale pas pendant la saison hivernale présente les mêmes accidents (Valentin).

Le nerf vague affecte avec le cœur les mêmes rapports fonctionnels qu'avec l'appareil respiratoire. Le cœur reçoit des fibres centripètes de plusieurs ordres. Les unes fournissent une sensibilité obtuse mais réelle. Goltz en appliquant des acides sur la base du cœur de la grenouille a observé des convulsions réflexes de tout le corps. D'autres représentent la voie centripète d'un arc réflexe à double voie centrifuge. Elles transmettent de la surface du cœur au bulbe des impressions qui, se réfléchissant d'une part sur le pneumogastrique amènent le ralentissement des battements cardiaques, et d'autre part sur le sympathique, abaissent la pression artérielle. Ces fibres constituent le nerf de Cyon isolé chez le lapin. L'existence d'un troisième ordre de fibres a été démontrée par Frank. Elles font partie d'un réflexe analogue au précédent, mais qui produit des effets inverses : accélération des battements cardiaques, élévation de la pression artérielle.

C'est encore le même physiologiste qui a révélé la présence d'un quatrième ordre de fibres centripètes. Elles entrent en jeu lorsqu'on irrite la surface de l'endocarde, imbibent le centre respiratoire et arrêtent les mouvements du thorax. Ces différents effets ne se produisent plus après la section des pneumogastriques. Mais d'autres phénomènes s'offrent alors à l'observateur : d'abord les battements du cœur s'accélèrent (Valsalva, Petit, Meyer, de Bonn) ; une excitation forte du bout périphérique arrête temporairement le cœur en diastole (comme dans l'expérience de Weber 1845) ; à une excitation d'intensité moyenne succède le ralentissement des battements. Le vague semble bien être le nerf modérateur du cœur. A ce point de vue l'action prépondérante appartient au vague droit (Arloing et Tripier). En réalité la faradisation du bout périphérique du pneumogastrique donne lieu tantôt au ralentissement ou même à l'arrêt, tantôt à l'accélération des battements cardiaques. Vraie ou fausse, l'hypothèse de Schiff est la seule qui s'accorde avec les faits. L'éminent physiologiste de Genève admet la présence dans le vague de deux ordres de fibres, les unes inhibitrices, les autres accélératrices.

Les dernières entrent en jeu sous l'influence d'un excitant plus faible et réagissent plus longtemps. Les premières sont paralysées par certains poisons, comme l'atropine, dégénèrent plus rapidement, et si l'excitation est suffisante pour les faire entrer en action, elles masquent l'effet accélérateur et l'arrêt se produit. On sait depuis Waller que les filets cardiaques qui entrent dans la contribution du nerf vague proviennent de la branche interne du spinal. Il semble même que les filets moteurs sympathiques partent des ganglions médullaires du même nerf pour suivre le trajet indiqué par Frank : rami communicantes des quatre ou cinq dernières paires cervicales et des cinq premières dorsales, nerf vertébral ou cordon thoracique sympathique, premier ganglion thoracique, anneau de Vieussens, ganglion cervical inférieur et nerfs cardiaques. En effet, après l'arrachement du spinal et dès qu'il a subi la dégénérescence Wallérienne, l'excitation des rameaux cardiaques sympathiques comme celle des vagues reste sans effet sur le cœur. — M. Brown-Séquard avait expliqué l'arrêt du cœur par l'ischémie consécutive à la vaso-constriction déterminale par l'excitation du vague.

Vulpian réfuta sa théorie, mais la question des vaso-moteurs cardiaques demande de nouvelles recherches pour être élucidée. Par contre, l'influence trophique sur le myocarde a été bien établie par Rosanoff, Eichors, Wassilief, Arthaud et Butte. Après la section des vagues chez les oiseaux, les fibres musculaires subissent une dégénérescence graisseuse ou cireuse. Les névrites expérimentales du vague provoquent une myocardite interstitielle manifeste surtout autour des vaisseaux de petit calibre avec dégénérescence graisseuse ou vitreuse des fibres musculaires. Telle est l'innervation de la respiration et de la circulation.

Reste à voir les rapports que le pneumogastrique affecte avec les organes de la digestion et de la sécrétion urinaire. Il fournit la sensibilité aux premières voies digestives, base de la langue, voile du palais, pharynx, œsophage, estomac (celle de l'intestin grêle répond au sympathique) et constitue la voie centripète des réflexes de la déglutition et du vomissement. Des filets moteurs se distribuent aux muscles du voile du palais péristaphylin interne, pharyngo-staphylin. Les fibres qui arrivent à ces mêmes muscles en suivant le trajet du glosso-pharyngien sont probablement empruntées au pneumogastrique. Volkmann et Chauveau pensent que tous les muscles du pharynx reçoivent l'innervation motrice du vague. Après la double vagotomie au cou, l'œsophage est paralysé (Magendie). Cette paralysie n'a pas lieu après la section d'un seul nerf (Schiff), mais le droit intervient d'une façon plus active que le gauche (Arloing et Tripier). La faradisation d'un bout périphérique provoque une contraction en masse de l'organe (Chauveau, Ranvier). C'est ce nerf qui préside aux mouvements de l'œsophage pendant l'acte de la déglutition, mouvements qui se transmettent de haut en bas sous forme d'une onde musculaire (théorie du clavier de Ranvier). L'arrachement du spinal n'empêche nullement ces mouvements de se produire (Jolyet).

Les expériences de Claude Bernard, Bichat, Tiedemann et Gmelin, Bischoff, Longet, Arthaud et Butte prouvent que le vague est aussi le nerf moteur de l'estomac. Exerce-t-il cette fonction à l'exclusion de tout autre nerf? Non, parce que les mouvements vermiculaires des fibres de cet organe persistent après la double section des pneumogastriques. Les mouvements péristaltiques sont probablement sous la dépendance du système ganglionnaire du tissu sous-muqueux, ganglions sur lesquels le vague aurait une action modératrice (Goltz), excitatrice (Rossbach). Après la section des deux vagues au cou ou au niveau du cardia, l'animal perd la sensation de rassasiement, qui est seule abolie, celles de faim et de soif persistent ; la muqueuse de l'estomac est congestionnée, et présente des taches noires, indices d'hémorrhagies sous-muqueuses (Pincus, Arthaud et Butté), la sécrétion du suc gastrique est suspendue (Bernard, Beaunis), ou diminuée (Laugel), ou pas modifiée (Bidder, Schmidt); le suc gastrique est alcalin et inactif (Pincus) ou normal Schiff, Budge, Beaunis). De ces faits on peut conclure d'abord que les vaso-moteurs de l'estomac suivent cette voie cen-

2

trifuge comme le prouve la pâleur de la muqueuse consécutive à l'électrisation du nerf périphérique, puisque les troubles digestifs consécutifs à l'expérience ne relèvent pas d'une altération du suc gastrique, mais d'un ralentissement des mouvements de l'estomac, enfin que l'influence trophique du vague sur cet organe après la section comme dans les névrites expérimentales se traduit par de la congestion et des phénomènes inflammatoires (plaques de sclérose péri-glandulaire.)

Dans les mêmes conditions qu'observe-t-on du côté de l'intestin? La vaso-dilatation et la persistance des mouvements péristaltiques, grâce aux ganglions du plexus mésentérique. Si on excite un bout périphérique, des mouvements se produisent dans l'intestin, s'il est au repos, et s'il est en contraction, cette contraction s'exagère (Pflüger), la muqueuse intestinale pâlit par vaso-constriction (Vulpian). Le splanchnique semble exercer une action d'arrêt. D'après Ehrman, le splanchnique excite les fibres longitudinales et paralyse les fibres circulaires, le vague excite les fibres circulaires et paralyse les fibres longitudinales.

D'après Claude Bernard, le splanchnique est le nerf sensitif de l'intestin et le vague son nerf moteur. — Ce savant a encore prouvé que la fonction glycogénique du foie est soumise à l'influence d'un réflexe qui, partant de la surface des poumons et de l'endocarde, gagne le bulbe par les rameaux thoraciques du vague pour se rendre au foie par le splanchnique.

Des expériences de MM. Arthaud et Butte il semble résulter que le vague intervient comme voie centrifuge du réflexe. Ils ont vu, après avoir coupé ce nerf au cou et à droite, la glycosurie survenir par l'irritation lente et continue du bout périphérique.

L'excitation du bout périphérique produit aussi, suivant ces auteurs, un léger ralentissement de la sécrétion biliaire et un abaissement de la pression intra-biliaire qu'ils expliquent par une action vaso-constrictive. C'est par le même mécanisme que survient la rétraction de la rate par excitation du bout périphérique (Ochl) ou du bout central (Bochefontaine, Tarchanoff). Depuis les recherches de Claude Bernard, on sait que l'action du vague retentit indirectement sur la sécrétion rénale en élevant ou en abaissant la pression artérielle. Vulpian, Eckard n'ont pas observé d'autres modifications. Masius, Arthaud et Butte ont constaté, par une forte faradisation d'un des bouts périphériques au-dessus et au-dessous du cœur chez le chien et le lapin, l'arrêt complet de la sécrétion urinaire, l'arrêt du cours du sang dans la veine émulgente par vaso-constriction de l'artère rénale, l'abaissement de la pression dans les uretères par vaso-constriction des vaisseaux rénaux et l'augmentation de la pression artérielle générale. Après une pareille excitation prolongée ou après des névrites expérimentales les cellules sont tuméfiées, à protoplasma granuleux, à noyaux peu distincts, et le rein est le siège de lésions parenchymateuses et interstitielles.

NÉVRITES EXPÉRIMENTALES.

Avant d'aborder l'étude des troubles morbides du nerf vague chez l'homme il convient de présenter une vue d'ensemble des lésions anatomiques et des symptômes que les altérations expérimentales de ce nerf provoquent chez l'animal. La physiologie ne peut sans doute rendre compte de tous les faits cliniques, mais elle permet d'interpréter rationnellement leur pathogénie et leurs modalités. — L'homme n'est plus pour le psychologue et le naturaliste que le dernier terme de l'évolution des êtres vivants. Dans ces dernières années l'expérimentation a contribué, pour une large part, à la connaissance des fonctions psychiques. Contester la valeur des faits acquis pour la pathologie humaine serait nier, dit Seppilli à ce propos, le principe sur lequel repose la biologie moderne. Mais pour les fonctions végétatives bien moins différenciées, les résultats sont encore plus probants. — Pour arriver à des conclusions utiles au point de vue qui nous occupe, il faut déterminer chez l'animal une lésion du nerf vague susceptible d'affecter l'homme et produire un complexus symptomatique comparable.

Or, la section est très rarement observée en clinique. La faradisation et l'excitation en général utilisée par le physiologiste ne cause qu'un trouble passager et non une maladie. — Au contraire, l'irritation lente et permanente selon la méthode de MM. Arthaud et Butte : injection interstitielle dans le tronc du nerf de poudre de lycopode ou d'huile de croton, provoque une névrite, sinon identique du moins très analogue aux névrites de l'homme. Si on pratique une injection dans la continuité ou sur un bout périphérique après section du vague droit au cou chez le chien ou le lapin, on voit survenir une série de phénomènes les uns constants, les autres moins fréquents. Avec l'ensemble des expériences entreprises on peut tracer le tableau schématique suivant. Du côté de l'appareil de la respiration et de la phonation, on note un changement de tonalité du cri, de l'aphonie intermittente, la diminution du murmure vésiculaire à droite, de la dyspnée et des crises de suffocation. La respiration est ample, irrégulière, l'expiration devient forcée, et le type respiratoire est parfois analogue à celui qu'ont décrit Cheyne et Stokes. L'acide carbonique exhalé augmente dans des proportions considérables, ce qui dénote une suractivité de la nutrition. Les battements cardiaques sont tantôt ralentis, tantôt accélérés. Les troubles de l'appareil digestif se révèlent par de l'anorexie, des vomissements ou par de la polydipsie, de la polyphagie, un amaigrissement rapide, des altérations de la nutrition caractérisées par la chute des poils, des eschares, des ulcérations, des desquamations épidermiques. La polyurie est constante et apparaît rapidement. Les urines sont claires et abondantes, et contiennent un peu d'albumine, plus rarement du sucre.

L'albuminurie et la glycosurie sont légères en général et intermittentes : elles disparaissent et reparaissent tour à tour. L'urée augmente, mais ses variations semblent dépendre de l'alimentation. Cette maladie expérimentale se termine en général par la mort après un temps qui varie de un à quatre mois. La guérison est possible. L'évolution se fait en général de la façon suivante : d'abord apparaissent la dyspnée, la tachycardie, la polyurie, la polydipsie, la polyphagie, l'azoturie, pendant que l'animal augmente de poids ; puis la polyurie et l'azoturie augmentent, l'exhalation de l'acide carbonique diminue, l'amaigrissement, les troubles trophiques et la glycosurie surviennent. « Enfin la faiblesse augmente, les battements du cœur deviennent irréguliers et la respiration affecte le rythme de Cheyne-Stokes. L'animal succombe au milieu d'accès convulsifs avec une température très basse. » (*Arthaud et Butte.*) A l'autopsie les poumons sont sains le plus souvent. Dans un cas de névrite du vague droit chez le lapin, le poumon droit présentait un peu d'emphysème et un petit point de pneumonie lobaire. Dans un cas de névrite double chez un chien, le poumon gauche présentait sur toute son étendue des noyaux disséminés de broncho-pneumonie avec des points purulents. A droite le lobe moyen était splénisé. Le cœur présente une myocardite interstitielle et parenchymateuse surtout marquée au niveau des piliers. La coloration de l'organe est feuille morte ; le tissu conjonctif est très abondant autour des vaisseaux et les fibres musculaires présentent une dégénérescence graisseuse ou vitreuse. Le foie est congestionné ; les capillaires sont dilatés, les cellules aplaties et granuleuses et le tissu conjonctif est proliféré autour des vaisseaux. Les reins sont diminués de volume, et à l'examen histologique on trouve de la sclérose péri-artérielle, des dégénérescences hyaline, graisseuse, cireuse et vitreuse des cellules épithéliales.

Du côté de l'estomac et de l'intestin on voit des ecchymoses sous-muqueuses, de la sclérose périglandulaire avec dissociation progressive des éléments épithéliaux. Le pancréas est congestionné et présente des points hémorrhagiques. Les cellules épithéliales sont un peu granuleuses. La rate est petite, dure et comme sclérosée. Il est impossible d'observer sur l'animal les symptômes des névrites doubles parce que la mort survient trop rapidement en l'espace de cinq ou six jours. Cependant il faut noter dans ces cas le ralentissement du cœur. La cause, l'anatomie pathologique et la symptomatologie d'une névrite expérimentale du vague étant connues, comment

concevoir la pathogénie? La physiologie générale nous
enseigne que la décharge nerveuse est intermittente. Si
on met en contact d'un nerf un agent excitant trop intense
ou si on le sollicite trop longtemps, il ne répond bientôt
plus à l'excitation parce qu'il se fatigue, se paralyse.
L'irritation permanente doit donc amener forcément l'é-
puisement du nerf. De la paralysie découlent la dyspnée
et l'emphysème (défaut de tonicité des muscles de Reis-
sen), l'accélération du cœur (le vague droit est plus
frénateur que le gauche), l'anorexie, la boulimie, enfin
la vaso-dilatation des organes abdominaux qui se traduit
par la polyurie, l'albuminurie et à l'autopsie par des
lésions inflammatoires chroniques généralisées. La congestion est en effet le premier stade de l'inflammation,
et si elle persiste, la diapédèse et la prolifération des éléments anatomiques ne tardent pas à constituer des lésions
indélébiles. Le processus inflammatoire amène aussi des
phénomènes d'excitation transitoires comme les accès de
suffocation, les vomissements, les crises de diarrhée.
L'excitation des fibres accélératrices de Schiff peut expliquer la tachycardie observée au début des névrites unilatérales. Dans les névrites unilatérales, ces fibres réagissent
sous l'influence d'un excitant faible. Si l'excitant est fort,
ce sont les fibres modératrices qui entrent en action, ce
qui se produit dans les névrites doubles. C'est par le
même mécanisme que prend parfois naissance la glycosurie. Mais la glycosurie est un phénomène très complexe. Comme l'a fait remarquer le professeur Rouget,
toutes les fois qu'on excite un nerf moteur des organes de
la vie végétative, ou un nerf sécrétoire, l'excitation n'est
pas directement transmise à l'appareil moteur ou glan-
dulaire. Elle doit traverser un ganglion, c'est-à-dire un
centre capable de la transformer et qui en présence des
excitants réagit, comme la moelle, suivant leur plus ou
moins grande intensité par l'exagération ou l'arrêt de la
fonction. Dans les névrites l'irritation se traduit du côté
du foie par la vaso-constriction de l'artère hépatique, la
diminution du courant sanguin dans la veine porte (res-
serrement des vaisseaux de l'estomac et de l'intestin),
enfin par des troubles de l'appareil régulateur de la fonc-

tion glycogénique, et peut-être influence-t-elle directement la cellule hépatique, grâce aux filets terminaux décrits par Pflüger.

Il se produit donc là une variété de glycosurie qu'on pourrait appeler active. D'autre part, quand l'épuisement du nerf apparaît, la vaso-dilatation consécutive rend compte de la glycosurie passive qui s'observe parfois, comme au début des cirrhoses par exemple.

Le nerf n'étant pas interrompu dans sa continuité, comme dans l'expérience de Claude Bernard, le réflexe nécessaire à la fonction glycogénique ne disparaît pas. En supposant même que l'inflammation désagrège les filets centripètes sur une partie de leur trajet, le bout central ne dégénère pas et le stimulus peut toujours se porter au foie par le sympathique. Donc dans les névrites expérimentales il y a des phénomènes d'excitation et des phénomènes de paralysie ; les premiers correspondent aux périodes d'accalmie et les seconds aux paroxysmes.

NÉVRITES TRAUMATIQUES DU VAGUE.

Pour obéir aux exigences de la méthode inductive nous allons ébaucher dès maintenant l'étude des névrites de l'homme consécutives aux traumatismes accidentels ou opératoires. Les troubles morbides du vague décrits jusqu'à ce jour sont des complications d'autres maladies. Il est en pareil cas difficile de bien établir l'origine de tous les symptômes observés. La physiologie et la pathologie expérimentales peuvent seules permettre de résoudre le problème. Si un nerf pneumogastrique est lésé accidentellement chez un homme bien portant et si cette lésion s'accompagne d'un ensemble symptomatique déterminé alors que tous les autres organes sont indemnes, il sera facile d'établir entre cette lésion et ces symptômes une relation de cause à effet. Ce sera une maladie expérimentale due au hasard et observée sur l'homme.

Existe-t-il dans la science des faits remplissant ces conditions ? La plupart des observations publiées sont incomplètes et la synthèse symptomatique reste à faire. « Le nerf pneumogastrique, dit M. Peyrot (*Manuel de pathologie externe*, tome III), a été coupé, extirpé même sur une certaine longueur au cours d'une ablation de tumeur. La section nette d'un seul nerf fournit les résultats que l'on pouvait en attendre d'après les expériences faites sur les animaux. La voix devient rauque par le fait de la paralysie de la corde vocale correspondante, mais le pouls et la respiration ne sont pas modifiés. » Tout autres sont les conséquences des traumatismes qui frappent le nerf dans sa continuité. Chassaignac pratique la ligature de la carotide primitive. Tout à coup l'opéré devient aphone, éprouve une dyspnée extrême et meurt bientôt après. L'autopsie montre que le nerf vague est compris dans la ligature (Le Marchant, Thèse de Paris, 1879). Roux enlève une tumeur à gauche du cou : tout à coup la respiration s'arrête, le pouls se ralentit et le malade meurt en l'espace d'une demi-heure. A l'autopsie on trouve aussi le vague compris dans une ligature. Un homme est renversé par une voiture et la roue passe sur le cou. Bientôt après il succombe par asphyxie et Burggraeve trouve à l'autopsie un épanchement sanguin considérable comprimant le vague et le sympathique gauches.

Stromeyer, Demme, rapportent des cas de blessures du nerf vague par armes à feu ayant donné lieu à la diminution, même à la suppression du murmure vésiculaire du côté atteint, à des accès de suffocation et à la petitesse du pouls (*in Rosenthal. Maladies du système nerveux*). Guttmann (*Ueber Vaguslaehmung, Virch. Arch.* 1873) rapporte plusieurs faits analogues. Walther (*art. Cou, du Traité de chirurgie de Duplay et Reclus*) et Jeannel (*Encyclopédie de chirurgie*) citent des cas de blessures du nerf vague par balles, suivies de bronchites, de broncho-pneumonies concurremment avec les troubles précédemment énoncés : dyspnée, accès de suffocation, paralysie des cordes vocales.

Riedel (*Berl. klin. Wochenschrift*, 1883) a même

observé un cas de bronchite purulente suivie de mort à la suite de la section du pneumogastrique gauche. Il semble à priori que l'étude des troubles consécutifs à la thyroïdectomie, en ce moment à l'ordre du jour, doit fournir des documents plus importants. En effet, dans la plupart des cas les tumeurs du corps thyroïde sont si adhérentes au paquet vasculo-nerveux du cou que les manœuvres opératoires déterminent forcément une irritation du nerf vague capable de retentir sur les organes auxquels il se distribue. Mais depuis 1882, époque où Reverdin décrivit la cachexie strumiprive à la Société médicale de Genève, l'attention du monde savant s'est concentrée exclusivement sur cette affection considérée aujourd'hui comme une variété du myxœdème décrit par Gurlt en 1873.

Tous les auteurs, Schwartz et Richelot notamment, relatent l'aphonie passagère qui survient dans la majorité des cas à la suite de la thyroïdectomie totale ou partielle (la première de ces opérations n'est plus permise à l'heure actuelle, à cause des troubles graves qu'elle occasionne), et les attribuent à une paralysie momentanée du nerf récurrent. Mais les organes viscéraux restent-ils indemnes? Le contact des instruments tranchants, des mains de l'opérateur, des antiseptiques et en particulier de l'acide phénique sur le compte duquel Riedel met toutes les complications de l'opération, la rétraction cicatricielle ne provoquent-ils pas des altérations matérielles dans le tronc du vague qui se manifestent par des désordres fonctionnels dans les appareils auxquels ce nerf fournit la sensibilité de la motricité? Cette question ne peut être tranchée en ce moment dans un sens ni dans l'autre. L'observation suivante due à l'obligeance de M. le docteur Bacchi chef de service à la Policlinique, ancien chef de clinique de la Faculté fait pencher pour l'affirmative.

Observation I.

Mme L., âgée de 61 ans et fille de rhumatisante, ne présente jusqu'en 1881 que quelques manifestations arthritiques. A cette époque apparition d'une grosseur du côté gauche du cou. Malgré les pommades et la teinture d'iode à l'intérieur prescrites par M. le Docteur Guyot médecin des hôpitaux, la tumeur augmente rapidement de volume. En 1883 se produisent des accès de suffocation. Ces accès deviennent de plus en plus fréquents et la malade vient consulter M. Bacchi en janvier 1884. A ce moment : tumeur du volume d'une grosse orange, occupant toute la partie gauche du cou, dure, non fluctuante, non adhérente à la peau, paraissant adhérer à la clavicule. Larynx et trachée déjetés à droite. Voix altérée dans son timbre et devenue grave. A l'auscultation, gros râles sibilants en avant et en arrière de la poitrine à gauche. A droite respiration normale. Pouls un peu accéléré, 90 pulsations. Pas d'autres troubles fonctionnels. Les accès de suffocation devenant de plus en plus fréquents et de plus en plus violents, l'opération est pratiquée le 2 mars 1884. Incision en sablier allant d'une apophyse mastoïde à l'autre. La tumeur plongeait dans le médiastin antérieur. Introduction de la main jusqu'au poignet entre la tumeur et le sternum et extirpation avec les doigts repliés en crochet en déchirant doucement les adhérences. L'opérateur sentait battre la partie postérieure du cœur contre son index. La tumeur était en rapport intime avec le paquet vasculo-nerveux et lui formait une espèce de collerette.

Drainage et suture de la plaie. La cavité rétro-sternale pouvait contenir jusqu'à 2/3 de litre d'une solution phéniquée. Le 15 avril l'opérée était guérie et jusqu'au mois de novembre pas d'autres accidents qu'un peu de raucité de la voix et par intervalles de l'aphonie presque complète. A cette époque apparurent des accidents plus tardifs : d'abord un *état gastrique* caractérisé par de *l'anorexie*, des *nausées*, des *vomissements*, de la *dyspepsie flatulente* avec des alternatives de *diarrhée* et de *constipation*. Par moments *urines très abondantes, claires, albumineuses*, mais ne contenant pas de sucre. Le régime lacté dût être prescrit à plusieurs reprises. Bientôt après survinrent des accès de dyspnée, d'oppression qui duraient une huitaine de jours et s'accompagnaient de paroxysmes analogues à des crises *d'asthme*. Mais cet asthme n'entraînait pas l'orthopnée et l'acmé dyspnéique arrivait progressivement et non pas brusquement. Ces crises duraient de une à deux heures. A l'auscultation, râles sibilants et sous-crépitants en avant et en arrière de la poitrine du côté gauche ; à l'inspiration et à l'expiration, sonorité augmentée du même côté ; rien à droite. De temps en temps accès de *palpitations*, 115 à 120 pulsations. Rien au cœur. Cet état a duré quatre ans environ. Depuis deux ou trois ans, amélioration considérable. Traitement : digitale, iodure et bromure de potassium, 1 à 2 gr. de chaque par jour.

Pour relier entre eux ces divers symptômes et comprendre l'aspect que cette complication opératoire a revêtu, force est bien d'invoquer une lésion localisée sur le tronc du nerf vago-spinal gauche. L'hypothèse d'une irritation centrale (cérébrale ou bulbaire) ne saurait venir à l'esprit. L'apparition tardive et l'issue favorable de la maladie prouvent que le nerf n'a été ni sectionné, ni compris dans une ligature et rend peu probable l'action nocive de l'acide phénique. Sa longue durée doit faire rejeter l'hypothèse d'une suffusion sanguine, comme dans le cas de Juillard : d'ailleurs, l'hémostase était complète. Le tiraillement du nerf pendant l'opération, sa compression par la cicatrice, sont les causes les plus vraisemblables pour expliquer l'éclosion de la névrite. Peut-être faut-il faire intervenir un troisième facteur: la section des artères du nerf fournies par les thyroïdiennes (Quenu et Lejars). Les théories actuelles sur les troubles consécutifs à la thyroïdectomie exposées par Chrétien (Thèse de Paris 1888) incriminent l'irritation du nerf récurrent seul. De la contracture des adducteurs de la glotte dépendraient les accès de suffocation et indirectement les palpitations et la tachycardie. Pareille hypothèse ne saurait rendre compte des signes physiques localisés à gauche, des troubles digestifs et rénaux signalés dans l'observation précédente. Nous sommes en présence d'un état pathologique absolument comparable par son étiologie et ses symptômes aux névrites expérimentales. Un des premiers phénomènes en date chez l'homme comme chez l'animal est un désordre des fonctions de l'appareil gastro-intestinal qui se traduit par des manifestations variables. Puis survient un trouble de la nutrition générale qui s'accompagne bientôt de modifications pathologiques des organes tributaires du nerf vague. Ce point est important à noter. Il permet d'interpréter certains faits cliniques de nature très obscure. L'observation suivante rentre dans cette catégorie. Elle nous a été communiquée par un chirurgien distingué qui nous a fourni l'occasion d'examiner la malade avec lui.

OBSERVATION II.

Mlle Mathilde B., âgée de 19 ans, n'a pas d'antécédents héréditaires et a toujours été bien portante. Séjour d'un an et demi à Lyon et retour à Paris il y a un an avec une grosseur au cou. La malade vient consulter au mois de juin pour des accès de suffocation qu'elle éprouve depuis quelque temps. L'examen fait constater un goitre portant sur les deux lobes du corps thyroïde qui est fixe et se prolonge de chaque côté jusqu'aux apophyses transverses des vertèbres cervicales correspondantes. Les accès de suffocation devenant de plus en plus fréquents, la thyroïdectomie est pratiquée le 8 juillet. La tumeur a contracté des adhérences solides avec la trachée, les apophyses cervicales transverses et par sa partie antérieure avec le parquet vasculo-nerveux qui est refoulé en avant des deux côtés. L'acide phénique est employé comme antiseptique. Guérison rapide; L'opérée peut sortir à la fin du mois. Mais vers le milieu du mois d'août, le sommeil est troublé par des rêves et des cauchemars: la malade parle à haute voix en dormant. Sensation continuelle de froid aux extrémités. Bientôt apparaît un état gastrique caractérisé par une anorexie absolue. Le ventre devient ballonné et le tympanisme exagéré à la percussion. La constipation est tenace malgré les lavements purgatifs employés. Par moments la voix est voilée et la déglutition pénible et douloureuse. Du côté des poumons, rien à l'auscultation ni à la percussion. Les battements du cœur sont un peu accélérés ; pouls petit, 100 pulsations.

29 *novembre*. — A droite et à gauche du cou la pression est douloureuse au niveau du bord antérieur du sterno-mastoïdien. Depuis 8 jours, léger œdème malléolaire. La peau de la face et des mains est légèrement rugueuse et moins souple qu'auparavant. Anémie de la papille à l'ophthalmoscope, pas de selles depuis 8 jours. Urines claires, abondantes ; ni sucre ni albumine.

Depuis, cet état persiste. A plusieurs reprises les urines ont été albumineuses et ont contenu des phosphates en quantité assez notable.

Ce fait clinique est difficile à classer dans le cadre nosologique. Assurément sa pathogénie prête le flanc à la critique. Cependant, si l'on considère la date relativement récente de l'opération, le mode de début le plus constant des affections du nerf vague, l'irritation nécessairement produite par le traumatisme opératoire, enfin le nombre considérable des états morbides frustes, il est naturel de faire rentrer ce cas dans la classe des névrites. Il est possible que, à bref délai, d'autres troubles fonctionnels viennent compléter le tableau. Le clinicien trouvera peut-être quelques avantages à diriger ses investigations de ce côté.

C'est en raison de l'origine traumatique, indépendante de toute autre maladie que nous rapportons ici cette observation, bien qu'elle ne rentre pas dans les névrites du vague typiques, les seules qui soient l'objet de ce travail. C'est pour le même motif qu'elle doit trouver sa place à côté des faits de pathologie expérimentale. La genèse des symptômes devient ainsi plus manifeste, surtout celle du plus saillant, la constipation résultant de la parésie de l'estomac et de l'intestin grêle qui ralentit le péristaltisme du gros intestin.

Tous ces phénomènes ont été observés et décrits par Reverdin, qui les donne comme symptomatiques du myxœdème opératoire. Mais quelle est la nature du myxœdème ? Une relation de cause à effet semble bien établie aujourd'hui entre les altérations du corps thyroïde, et ce syndrome clinique. La physiologie pathologique est complètement inconnue. Regarder avec Schiff la glande thyroïde comme chargée de neutraliser un poison, ne sert qu'à reculer la difficulté. Est-ce trop s'aventurer sur ce terrain encore inexploré où les plus savants craignent de s'égarer, en faisant remarquer que la prolifération conjonctive et l'atrophie parenchymateuse généralisées signalées par Ord dans le myxœdème se retrouvent aussi dans les névrites expérimentales du nerf vague?

CHAPITRE II.

NÉVROSES SPONTANÉES.

Nous plaçant maintenant sur le terrain exclusivement clinique, nous employons le terme névrose, parce qu'il est plus général que celui de névrite. Notre but est de décrire un syndrome clinique qui peut, à lui seul, constituer une maladie unique, manifestation du neuro-arthritisme, ou se greffer sur un état pathologique antérieur ou bien coexister avec une affection dynamique du système nerveux comme l'hystérie « la grande simulatrice de toutes les maladies » (*Charcot*), la neurasthénie. Ces perturbations profondes de l'organisme, qui frappent toutes les fonctions de l'économie, ne laissent pas de traces caractéristiques appréciables à l'autopsie.

Le champ des névrites que M. Charcot définissait il n'y a pas bien longtemps : « un cadre sans tableau », s'est considérablement étendu dans ces dernières années. Les travaux de Pitres et Vaillard (*Archives de neurologie* et *Arch. phys.* 1887), de Dejerine (*Arch. de Physiologie* 1883, *Communications à la Société de biologie*) sur les névrites périphériques dans le tabes, et sur la paralysie ascendante aiguë de Landry (thèse de Paris 1879), de Mme Dejerine-Klumpke sur les névrites saturnines (thèse de Paris 1889, d'Aucher, névrites chez les cancéreux (*Revue de médecine* 1890) font entrevoir la possibilité d'une nosographie basée sur l'anatomie pathologique. Mais à l'heure actuelle, les névroses occupent une plus grande place en pathologie, et il convient de désigner sous ce nom les maladies d'un nerf avec ou sans lésions. Faire une étude complète de ces états morbides serait bien au-dessus de nos forces. Nous nous bornerons à tracer grossièrement, à l'aide de quelques observations, les caractères

des névroses typiques cliniquement définies dans lesquelles le vague est atteint dans plusieurs de ses départements, estomac, cœur, poumons, rein. Un symptôme plus
saillant pourra dominer la scène, mais jamais au point
de laisser passer inaperçus les symptômes accessoires.
Ainsi se trouve éliminé de notre sujet l'asthme essentiel,
névrose des rameaux pulmonaires « *un spasme de l'inspiration par excitation centripète du nerf vague* »
(Jaccoud. Traité de pathologie interne, tome II), d'origine réflexe ou centrale. L'asthme peut constituer en effet
la seule détermination locale de la diathèse nerveuse ou
arthritique. C'est l'épilepsie du poumon (Brissaud, *Revue
de médecine*, 1890). Les névroses des rameaux cardiaques
considérées en tant qu'entités morbides distinctes seront
aussi écartées.

Telle est la pseudo-angine de poitrine bien séparée
cliniquement de l'angor pectoris lié à l'artério-sclérose
depuis les travaux de Huchard (Leçons de thérapeutique
et clinique médicales sur les maladies du cœur. Paris,
1889). D'après ce savant médecin, il s'agit là d'une manifestation viscérale de l'hystérie. Elle frappe à la fois les
filets cardiaques moteurs et sensitifs. La névrose peut
même atteindre exclusivement les filets moteurs par
l'intermédiaire des centres bulbaires. Telle est du moins
la physiologie pathologique admise par Bouveret pour
expliquer l'affection qu'il a décrite sous le nom de tachycardie essentielle paroxystique (*Revue de médecine*, 1889).
La bradycardie ou pouls lent permanent, maladie de
Stokes-Adams, ainsi que M. Huchard l'a désignée, inté-
resse principalement les filets moteurs cardiaques, mais
elle s'accompagne assez souvent de crises angineuses.
Pour Charcot, ce syndrome est aussi d'origine bulbaire ;
pour Huchard, il est dû à l'anémie consécutive à l'artério-
sclérose des artères du bulbe. Enfin Stackler (*Revue de
médecine*, 1882) l'a observé dans un cas de compression du
tronc du vague. Le diabète glycosurique nerveux, type
clinique admis par Lancereaux (*Union médicale* 1890), la
polyurie d'origine nerveuse attribuée par Lacombe (1841)
à une névrose du pneumogastrique, l'albuminurie observée à la suite de lésions des centres encéphaliques par

Gubler et Teissier de Lyon et l'albuminurie nerveuse étudiée par Pessez (thèse de Paris, 1888) sortent encore de
notre cadre. Il en est de même des névroses de l'estomac
et de l'intestin, la gastralgie et la gastro-entéralgie. Comme
les névroses partielles, les troubles fonctionnels d'origine
réflexe consécutifs à l'altération matérielle primitive d'un
organe viscéral seront passés sous silence. La pathogénie
de ces affections est fort obscure, et des recherches ulté-
rieures en élucideront sans doute un jour le mécanisme.
Par exemple, à la suite de la dilatation de l'estomac, on
voit survenir des accès de palpitations, de dyspnée, de
l'albuminurie. M. le professeur Bouchard attribue ces
phénomènes à une auto-intoxication, d'autres invoquent
l'action réflexe. Dans la coqueluche, la toux convulsive
est sous la dépendance d'une laryngite spécifique dont la
nature parasitaire semble démontrée par les recherches
de Letzerich (1873) et d'Affanasieff (1877). Le plus souvent, c'est un catarrhe primitif du larynx qui provoque
le spasme de la glotte caractéristique de l'asthme thymique, bien que la compression du récurrent puisse pro-
duire le même tableau symptomatique (Baréty, *Gaz. hebdom.* 1881). Marsh, de Dublin considérait l'asthme de
Kopp comme une névrose partielle du pneumogastrique.
Hérard (1845) montra que l'asthme thymique représen-
tait, pour les enfants à la mamelle, la laryngite striduleuse qui s'observe chez les enfants plus âgés, et, comme
elle, était d'origine réflexe. Quant au hay fever, sa pathogénie est loin d'être élucidée. Depuis la publication du
livre de Hack et des travaux de Mackenzie, de Baltimore,
Lennox-Browne, Moure et autres, la plupart des auteurs
et surtout les rhinologistes, tant en France qu'à l'étranger,
font de cette affection périodique une névrose réflexe
d'origine nasale. F. Frank (*Archives phys.* juillet 1889),
en excitant la pituitaire chez le chien, le chat et le lapin,
a produit un état respiratoire simulant un accès d'asthme
accompagné de réactions cardio-modératrices et parfois
de troubles arythmiques notables. Pour Guéneau de
Mussy (*Gaz. hebd.* 1872) et pour les neuro-pathologues,
l'asthme des foins est une des formes multiples sous lesquelles se traduisent l'arthritisme ou la tare nerveuse,

l'irritation nasale constitue l'agent provocateur de la névrose. Ces théories sont trop exclusives. Certains malades
guérissent par un traitement local (thèse de Natier, Paris
1889) et l'origine réflexe de l'affection semble vraisemblable. A d'autres névropathes ou arthritiques, le traitement local ne suffit pas, et il faut combattre la diathèse.

Sur ce terrain peut évoluer une névrose du vague telle
que nous la comprenons, c'est-à-dire un processus pathologique apyrétique dont le point de départ se trouve
dans une lésion organique ou dynamique des centres ou
du tronc de ce nerf caractérisé cliniquement par des
symptômes multiples, en rapport avec la multiplicité des
fonctions qui attestent des troubles de la motilité et de
la sensibilité des organes thoraciques et abdominaux.

A des fonctions physiologiques complexes correspondent des réactions morbides protéiformes. Mais l'expérimentation permet de rapporter l'ensemble symptomatique à une cause unique avec moins de précision, il est
vrai, que dans les affections des nerfs à fonctions plus
spéciales, comme la névralgie trifaciale ou la sciatique.

HISTORIQUE.

Parmi les traités des maladies du système nerveux,
celui de Rosenthal est le seul qui contienne un chapitre
assez complet sur la pathologie du nerf pneumogastrique.

Dans son livre remarquable sur les maladies du système nerveux M. Grasset trace seulement un court tableau
de la paralysie du nerf. La symptomatologie est disso-
ciée et les troubles morbides de chaque organe considé-
rés comme des types cliniques différents. A ce point de
vue les travaux publiés sont innombrables et la seule
énumération serait impossible. Il suffira de citer les principaux. Richet (Traité d'anatomie médico-chirurgicale)
rapporte un fait de névrite aiguë qu'il a observé dans le
service de Velpeau en 1842. Le malade, entré pour une

fracture du radius, toussait continuellement et avait la voix rauque. Il mourut subitement, et on trouva, à l'autopsie, un abcès ganglionnaire qui avait désorganisé le vague droit sur une étendue de deux centimètres. Le poumon droit était emphysémateux. Les névrites par compression, dont la tuberculose ganglionnaire du cou provoque le plus souvent l'apparition, ont fait l'objet des recherches d'Albers (de Bonn) et d'Hankel (mémoire traduit par Richelot. *Archiv. générale de médecine*, tome V, 2ᵉ série), de Legroux (1849) (*Ibid*, 4ᵉ série, tome XXI), de Potain (*Bull. Soc. anat.* 1861), de Duriau et Glaize (*Gaz. hebd.* 1858), de Guéneau de Mussy *Gaz. hop.* 1868 et *Clin. méd.* 1874), de Barély (thèse de Paris 1874), de Peter (*Clin. méd.* 1880), de Cattet (thèse de Paris 1879), de Simoneau (thèse de Paris, 1881), de Quenu (*Mémoire pour le concours des prix de l'Internat* 1879), de Jacquet (*Soc. Anat.* 1887), de Balzer et Gouguenheim (*Arch. phys.* 1882), de Prœbsting (*Deutsch. Arch. f. klin. Med.* 1882), de Riegel (*Berl. klin. Wochensch.* 1875), de Fraenkel (*ibid.* 1875), de Ziemssen (*Deutsch. Arch. f. klin. Med.* tome IV). Les principaux symptômes observés par ces divers auteurs sont l'aphonie, la raucité, la bitonalité de la voix, une toux rauque analogue à l'aboiement d'un chien (Daga), ou quinteuse ou coquelochoïde (Guéneau de Mussy), de la dyspnée paroxystique simulant des accès d'asthme (Hérard 1846), de l'emphysème, des bronchites, de la congestion de la base des poumons (Fernet, Cattet), du côté correspondant au vague lésé, congestions qui disparaissent très rapidement. Barély a vu un cas d'angine de poitrine qu'il croit pouvoir expliquer de la même façon. Dans ces mêmes conditions surviennent encore le pouls lent permanent (Breventini 1824), Stackler (*Rev. med.* 1881), la tachycardie (Riegel, Mexner), des vomissements (Potain, Guéneau de Mussy). Henrot, de Reims (*Bul. S. de med.* 1874), a observé un cas de diabète dû à la compression du vague droit au niveau du hile du poumon par une tumeur du médiastin. Huss, Duben, Nyman avaient déjà cité des faits analogues. Talamon (*Bul. Soc. Anat.*) a vu une broncho-pneumonie droite suppurée consécutive à la désorganisation du vague droit par un anévrysme du tronc brachio-céphalique. Un cas d'angine de poitrine par compression du vague droit par une tumeur calcifiée du médiastin est rapporté par Leroux (*Progrès méd.* 1878). Au sujet des névrites aiguës qui surviennent dans les maladies infectieuses il faut citer en premier lieu le travail déjà mentionné de Fernet, qui fait dériver la pneumonie franche d'une névrite du pneumogastrique.

Déjà Brown-Séquard, en 1872, avait provoqué une pneumonie double chez un cobaye par la section d'un seul pneumogastrique au cou. G. Sée (Traité des maladies du cœur) attribue l'arythmie et l'accélération cardiaques de la période hydrophobique de la rage à une paralysie rapide du système modérateur du cœur. Wagner et Krishaber ont constaté la coloration rougeâtre particulière du nerf vague dans cette maladie.

Les paralysies diphtéritiques qui affectent le territoire bien déterminé anatomiquement de certains nerfs, la mort subite qui survient parfois dans le cours ou pendant la convalescence de cette affection devaient conduire à penser que le poison de la diphtérie exerçait sur le pneumogastrique comme sur les nerfs en général une action délétère et que la mort résultait de la paralysie des organes essentiels à la vie. Cette idée a été émise par Perraté (thèse de Paris 1858), Duchenne de Boulogne, (Électrisation localisée), Gubler (*Soc. biol.*, 1861), Bailly (thèse de Paris 1872), Hallopeau, (thèse agrég. 1878), Sanné (*Traité de la diphtérie* 1877), Landouzy (paralysies dans les maladies aiguës, (thèse agrég. 1881). Cependant, Gombault (cité par Letulle), qui a fait l'autopsie de trois malades morts de diphtérie et observés par Cadet de Gassicourt, n'a trouvé aucune lésion anatomique du bulbe ou du tronc des vagues. Mais, au point de vue clinique, la symptomatologie bien décrite par Gulat (thèse de Paris 1881), ne peut laisser aucun doute sur le rôle joué par le pneumogastrique.

La paralysie du vague est toujours consécutive à d'autres paralysies musculaires. Dans certains cas l'évolution est terminée en 2 jours: coliques violentes, vomissements ralentissement suivi de l'accélération du pouls, dyspnée sans signes thoraciques, aphonie, mort subite : tels sont les traits frappants.

D'autres fois la scène est moins dramatique. Tel est le cas de Marchant qui, pendant son internat, contracta la diphtérie. Le dixième jour, les urines devinrent albumineuses ; le vingtième il éprouva de l'angoisse précordiale, eut des vomissements, et le pouls tomba à 42. Cette crise cessa bientôt pour reparaître trois jours plus tard. M. Brouardel porta le diagnostic de lésion du pneumogastrique (thèse de Gulat).

Andral, Graves, Sée (Dict. de Jaccoud) avaient remarqué que le pseudo-asthme pouvait être un des signes de début de la tuberculose pulmonaire. Dans une thèse inspirée par Hutinel, Pujade (thèse de Paris 1879) attribue cette dyspnée paroxystique, l'inappétence, la raucité de la voix et la fréquence du pouls concomitantes à une névrite du pneumogastrique. Peter (Arch. génér. de méd. 1880) a vu survenir chez deux malades atteints de rhumatisme articulaire aigu des accès d'angine de poitrine qu'il explique par une névrite du plexus cardiaque. Les maladies organiques du système nerveux, lorsque les lésions s'étendent au centre ou au tronc du vague donnent lieu à un ensemble symptomatique qui a frappé les observateurs. Oppenheim (Berl. klin. Woch, août 1885) rapporte l'observation d'une femme de 36 ans, depuis longtemps tabétique, qui présenta des crises gastriques intenses, et des crises laryngées caractérisées par de la toux convulsive, des éternuements spasmodiques, des accès de suffocation, de la polyurie plus de 3 litres en 24 heures, de la glycosurie 0,7 à 1,3 0/0 de sucre. Pour lui, c'est l'extension du processus tabétique à l'aile grise qui donne la clef de ces phénomènes. Dans un autre cas de tabès le même auteur (Ibid., septembre 1885) après avoir observé des crises gastriques et laryngées a trouvé à l'autopsie le bulbe sain et le tronc du nerf vague atrophié. Dans un cas de Bœcker, le tabès débuta par une paralysie unilatérale du crico arythénoïdien postérieur. En novembre 1886, Oppenheim a publié l'observation de cinq malades atteints de paralysie labio-glosso-laryngée qui avaient présenté de la parésie des cordes vocales, des arrêts de la respiration en inspiration et une petitesse extrême du pouls, avec lésions bulbaires et artério-sclérose des artères de la base du cerveau à l'autopsie. En 1887, il cite le cas d'une tabétique qui présente depuis plusieurs années de la paralysie des cordes vocales, des quintes de toux convulsive, des vomissements. De temps en temps elle est prise de crises de déglutition qui se répètent 24 fois par minute et peuvent être provoquées, en pressant sur un point douloureux qui siège du côté du larynx.

Küsner (*Berl. klin. Woch.*) publie deux nouveaux cas de tabes à peu près semblables. Grœdel (*Deustch. med. Woch.* 1888) a vu deux fois des accès d'anyor pectoris chez des ataxiques. Barić et Joffroy (*Soc. méd. hop.* 1889) ont observé la coexistence du tabes et de la maladie de Basedow. Les lésions bulbaires de la sclérose en plaques peuvent aussi provoquer le diabète insipide, (*Mme Pillet-Edwards, Revue de médecine* 1886). Les troubles fonctionnels du nerf vague indépendants de lésions anatomiques appréciables ont fait l'objet de travaux nombreux et importants. Krishaber (*Dict. encyclop.*) et Clinton Wagner (*New-York psycholog. and med. leg. journal* 1874) ont décrit la névralgie du larynx. La muqueuse est saine ; et toutes les fonctions sont douloureuses à tel point que les patients gardent instinctivement le silence ; parfois survient un véritable spasme de la glotte. L'anesthésie se montre dans l'hystérie, l'épilepsie, le saturnisme, l'alcoolisme (Huchard, Armaingaud), quelquefois, c'est un signe prodromique de la paralysie labio-glosso-laryngée (Krishaber). Charcot, Gasquet, Krishaber, Féréol, ont noté le spasme essentiel des muscles du larynx. Le plus souvent c'est une manifestation de l'hystérie. Il s'observe aussi dans l'épilepsie, l'éclampsie, le tabes, les maladies mentales.

Les paralysies laryngées syphéiques sans lésions à l'examen laryngoscopique présentent une physionomie clinique spéciale déjà entrevue par Olivier d'Angers et bien dépeinte par Poyet (thèse de Paris 1877), Lemarchant (thèse de Paris 1879), Lubet-Barbon (thèse de Paris, 1887). Ces paralysies affectent surtout les crico-arythénoïdiens latéraux et l'ary-arythénoïdien. Stigmates hystériques, apho-

nic subite et intermittente, béance de la glotte au laryngoscope pendant les efforts de phonation, tels sont les signes
saillants. Les historiens psychologues pourront méditer le
fait suivant : l'Impératrice Eugénie devint subitement
aphone en apprenant que la bataille de Solférino était en-
gagée, et recouvra la voix dès qu'elle connut la victoire.

Quelle que soit la cause déterminante de l'asthme essentiel, excitation du centre respiratoire par une impression
partie des centres encéphaliques, ou de la périphérie des
rameaux du pneumogastrique ou des autres nerfs voisins,
l'emphysème paroxystique qui l'accompagne ne peut
s'expliquer que par la fatigue, la paralysie du vague
surexcité par l'accès (G. Sée). Névrites et névroses offrent
le même aspect clinique : accès d'asthme ; emphysème
(Schaffer, Williams, Berard). Dans un mémoire important (*Arch. génér. de méd.* 1872) sur les intermittences
vraies caractérisées par un arrêt subit du cœur le plus
souvent, avec sensation consciente, Lasègue incrimine le
nerf pneumogastrique. En faradisant ce nerf avec un
courant très interrompu, Onimus a produit des intermittences. D'ailleurs, la clinique justifie l'idée de Lasègue.
Un malade de M. Brouardel présente d'abord des accès
d'asthme, puis, à la suite d'un refroidissement, de l'embarras gastrique, de l'inappétence, une dyspnée intense
et continue avec expiration un peu soufflante et prolongée, des intermittences se reproduisant toutes les cinq ou
six révolutions cardiaques (*Lecreux*, thèse de Lyon, 1888).
Dans les observations rapportées par Lecreux se trouvent
notées en plus la *glycosurie*, *l'albuminurie*, un *sentiment fugace de suspension de la vie, des vomissements,
de la constipation*. Comment comprendre ces asso-
ciations morbides ? Les maladies organiques du foie, de
l'estomac, de l'intestin, de l'utérus, peuvent les provoquer par voie réflexe (Potain, Barié, Teissier), par auto-
intoxication (Bouchard). Le simple contact du doigt sur
l'intestin de la grenouille arrête le cœur tant que le vague
n'est pas sectionné (Tarchanoff). D'autres fois la détermination locale est d'une importance légère, le nervosisme
est le fait primitif et dominant. C'est à lui que le traitement doit s'adresser (Mathieu, art. Estomac D. Dech.).

Des intermittences au pouls bigéminé, la distance n'est pas grande. Ce phénomène, que Traube a décrit le premier est caractérisé par deux pulsations radiales et deux révolutions cardiaques successives séparées des deux pulsations suivantes par une pause assez prolongée. Le nombre des cas publiés est aujourd'hui considérable. Riegel à lui seul en a communiqué cinquante-neuf en 1877. Le pouls *alternant* de Traube et le *rythme couplé* du cœur sont des modalités de bigéminie cardiaque. Dans le rythme couplé bien étudié par Figuet (thèse de Lyon 1882), une seule des deux révolutions cardiaques se traduit à l'exploration digitale par une pulsation radiale, mais les deux s'accusent sur le tracé sphygmographique. Schreiber, Riegel, G. Sée ont établi que ces diverses formes d'arythmies peuvent s'associer, se succéder ou alterner chez le même sujet. Une pathogénie identique est donc vraisemblable. Cardarelli (*Il Morgagni* 1880) a vu le type de la bigéminie cardiaque succéder à la compression du vague au cou. La compression de ce nerf dans les médiastins par une masse ganglionnaire a produit le rythme couplé (cas de Lannois, in thèse de Figuet). D'après Chauveau, l'oreillette continuerait à battre son rythme normal, tandis que certaines contractions ventriculaires manqueraient. Ces modifications rythmiques s'observent après une excitation faible du pneumogastrique ou au début des excitations fortes avant l'arrêt complet. (*Letulle,* thèse agrég.) Les palpitations de cause morale de l'anémie résultent probablement d'une paralysie momentanée du vague (G. Sée), certains poisons comme la nicotine déterminent les palpitations en agissant directement sur les ganglions modérateurs du cœur.

En clinique les palpitations correspondent à un phénomène subjectif caractérisé par une sensation de battements pénibles du cœur. Si ces battements sont accélérés l'état pathologique prend le nom de tachycardie, dont l'histoire s'est enrichie récemment de nombreux documents. D'abord M. Huchard (Soc. méd. des Hôpitaux 1889 a décrit l'embryocardie. Ce syndrome est constitué par la tachycardie, l'égalisation en durée des deux silences, la similitude des bruits. La dégénérescence des fibres du myocarde, et l'abaissement de la tension artérielle par parésie vasculaire concourrent à sa production. La disparition du grand silence le différencie de la tachycardie vraie. Celle-ci tient le premier rang dans le syndrome de *Bouveret* : tachycardie paroxystique essentielle. Après le mémoire de Bouveret relatif à cette question ont paru les études de Janicot (thèse de Paris 1891), de Castaing (thèse de Paris 1891), de Courtois-Suffit (*Gaz. hop.* 1891), de Huchard (*Revue clin. et Thérap.* 1890), de Sollier (*France méd.* 1891), de Debove et Boulay (Société méd. hôp. 1890), de *Faisans* (*ibid.*). La maladie procède par accès durant lesquels on peut trouver jusqu'à 300 pulsations à la minute. Le chiffre de 200 semble le plus fréquent. La tension artérielle est très abaissée. Dans certains cas : désordres laryngés (Pribram, Huppert), albuminurie (Bouveret, Debove), glycosurie (Huchard) polyurie, râles disséminés dans la poitrine, troubles digestifs divers. L'autopsie est restée deux fois négative. Bouveret émet l'hypothèse d'une paralysie momentanée du nerf vague ; Debove et Boulay pensent qu'une névrose bulbaire ou bulbo-spinale peut seule rendre compte de tous les phénomènes et surtout de l'abaissement énorme de la tension artérielle constamment observée. La tachycardie permanente provoquée par les lésions bulbaires ou les altérations organiques du tronc du vague étudiée dans le mémoire de Proebsting ou par actions réflexes comme dans les cas de Ott (*Prager med. Wochen.* 1882) bien que moins prononcée rend l'intervention du nerf de la dixième paire ou de ses centres indiscutable. Ici la paralysie est continue; là elle est transitoire. De plus la section de ce nerf entraîne la vaso-dilatation des organes abdominaux et un abaissement passager de la pression sanguine (Arthaud et Butte). L'excitation du sympathique détermine une accélération du cœur peu marquée et de courte durée.

La tachycardie fait partie de la triade symptomatique de la maladie de Basedow, paralysie du pneumo-gastrique pour G. Sée, névrose bulbaire pour Saltley (1880), Panas (*Arch. d'ophthalmologie* 1881), Rendu (*Dict. Dech*), Marie (thèse de Paris 1883), Ballet (*Revue de médecine* 1888). Parfois chez les chiens vagotomisés le lobe cor-

respondant du corps thyroïde se tuméfie (Vulpian). La
section des corps restiformes dans leur quart antérieur
chez le lapin produit de l'exophthalmie, le gonflement du
corps thyroïde et suspend le tonus du nerf vague
(Filehne). L'excitation du sympathique n'est pas admis-
sible, car toute excitation est passagère et la tachycardie est continue. D'autre part, au goître exophthalmique
s'associent parfois d'autres symptômes, la glycosurie
(O'Neil, Habertson), la polyurie (Christison, Pullitzer),
l'albuminurie (Dumontpallier, Fincker, Eulenbourg, Lan-
der-Brunnton, Panas, Potain), le myxœdème (Rendu) et
Sollier (*Revue de médecine* 1891). Des deux observations
publiées par ce dernier auteur, l'une mérite surtout de
fixer l'attention. Il s'agit d'une femme de trente-neuf ans
qui s'éveille le matin avec une sensation d'angoisse profonde, éprouve des accès de toux sèche, des nausées, des
vomissements alimentaires ou glaireux, de la constipation
ou une diarrhée profuse. Les accès de toux s'accompagnent de dyspnée, 120 à 160 pulsations. Polyurie et
pollakiurie à plusieurs reprises, urines abondantes et de
faible densité, pas de goître, et même atrophie du corps
thyroïde, myxœdème. Donc la majeure partie des filets
du nerf vague semble intéressée dans la maladie de
Basedow et une névrose de ce nerf explique bien des phénomènes. L'excitation modérée du vague sur l'animal ou
sa compression au cou chez l'homme amènent le ralentissement du pouls (Czermak, Concato, Wasylewski). La
bradycardie domine dans le syndrome décrit sous le
nom *de pouls lent permanent* par Charcot. Blondeau,
dans sa thèse (1879) en rapporte 17 observations. Kocher
(thèse de Paris 1889), Regnard (thèse de Paris 1890),
Bouessée (thèse de Paris 1891), Prentiss (*American med.
Association*), Grob, dans un mémoire analysé par Lauth
(*Arch. de méd.* 1889) en ont publié de nouvelles observations. Dans l'intervalle des accès le nombre des pulsations varie de 30 à 40 et peut tomber à 8 et même à 5
pendant les accès. Autour de la bradycardie viennent se
grouper des attaques syncopales, des attaques épileptiformes et souvent de l'emphysème et de la congestion pulmonaire, des vomissements, de la polyurie, de la polla-

kiurie, de l'albuminurie. Les maladies générales, les
cardiopathies, les affections de l'estomac, les traumatismes du crâne, la compression du pneumogastrique
(Hallopeau), les lésions bulbaires (Charcot) et surtout l'artério-sclérose peuvent provoquer l'apparition de ce syndrome. Mais il peut aussi manifester une névrose du
vague transitoire ou permanente (Grob), témoin le fait de
Cornil (*Société de Biologie* 1875). Pure névrose aussi la
pseudo-angine de poitrine bien isolée par Huchard de
l'angine vraie organique.

Un de ses élèves, Leclerc, a fait de cette question le
sujet de sa thèse inaugurale (1887). La pseudo-angine de
poitrine s'observe à tous les âges, plus fréquemment chez
la femme que chez l'homme. Les accès sont spontanés,
souvent périodiques, nocturnes et sujets à répétition ; la
mort ne survient jamais. Elle évolue sur un terrain névro-
pathique chez des fils d'arthritiques, des hystériques,
des neurasthéniques. La pseudo-angine de poitrine peut
être la première manifestation d'une hystérie jusque-là
latente, en général lorsque les ascendants ont présenté
des cardiopathies (Huchard). L'hystérie peut donc se tra-
duire seulement par une névrose du vague totale ou partielle. Cependant grâce aux travaux de l'Ecole de la Sal-
pêtrière l'hystérie forme à l'heure actuelle, un tout bien
défini qui ne peut exister sans stigmates caractéristiques
et toutes les observations de névroses du vague publiées
ne peuvent rentrer dans ce cadre. Tel le cas de Spedia-
ci, de Sienne : une veuve de 27 ans non hystérique,
sous l'influence d'une cause morale, était prise de dysphagie spasmodique, de constriction douloureuse à la
gorge, d'oppression épigastrique, de palpitations avec
arythmies. Comme l'œsophagisme, la gastralgie que Guéneau de Mussy (*Clinique médicale*) définit une névrose
douloureuse de l'estomac relève du nerf vague. G. Sée
explique les paroxysmes de la gastralgie, la crampe d'estomac et les coliques intestinales en général par des contractions musculaires exagérées qui compriment les filets
nerveux. Dans un fait de Servan l'atrophie des vagues
démontrée par l'autopsie avait causé la paralysie de la
glotte, de la dyspnée, de la polyphagie. Skoda, Brinton,

Huchard rapportent des cas de dilatation de l'estomac par paralysie du pneumogastrique. Kussmaul a observé deux fois une névrose motrice chez deux hystériques. Pour Dunner (Berne 1859) la rumination serait aussi une névrose motrice.

Le rôle du pneumogastrique dans la pathologie rénale a été peu étudié jusqu'ici.

En 1885, à la 53e session de l'Association médicale britannique, Pavy fit de l'albuminurie intermittente cyclique une véritable entité morbide. Ultzmann, Moxon, Furbringer, Bull et Lépine dans une étude (*Revue de méd.* 1882) où tous les travaux antérieurement parus sont analysés, avaient déjà appelé l'attention sur l'albuminurie intermittente.

Pavy insista sur l'apparition de l'albumine à certaines heures de la journée chez des individus en apparence bien portants. Teissier (Congrès de Grenoble 1885 et *Bulletin méd.* 1887), Merley (thèse de Lyon 1887) ont fait de nouvelles recherches sur ce sujet. On ne saurait admettre avec Lépine une lésion glomérulaire ; parce que la guérison est la règle. La pathogénie est assurément très obscure, mais il est un point digne de remarque, c'est que ce phénomène se montre chez des arthritiques, des névropathes, que l'albuminurie est associée à la polyurie, à des spasmes laryngés, des troubles gastriques, des palpitations et parfois des intermittences cardiaques. L'absence du phénomène du doigt mort, de bruit de galop montrent que ces faits ne rentrent pas dans le petit mal de Bright. La polyurie essentielle a été étudiée par Préaux (thèse de Paris 1881), Labadie-Lagrave (*maladies des reins* 1888), Guinon (*névroses urinaires de l'enfance*, thèse de Paris 89). Elle s'observe fréquemment dans les maladies mentales, les lésions de l'écorce ou du bulbe. La piqûre du plancher du 4e ventricule, de l'encéphale, du cervelet détermine la polyurie (Claude Bernard, Schiff, Eckard). Ebstein fait remarquer que de même que la glycosurie, la polyurie présente de grandes affinités avec les névroses et peut alterner avec elles dans une série familiale. La quantité d'urine émise est plus grande la nuit que le jour, elle est claire, abondante.

Le nervosisme amène quelquefois la phosphaturie (Teissier.) L'albuminurie dans les lésions des centres cérébraux et dans les grandes névroses a été notée par Teissier, Merley, Ollivier, Henckel, Capitan, Furbringer. Dans sa thèse sur les polyuries et albuminuries d'origine nerveuse, Pessez a essayé d'établir les rapports qui existent entre les troubles fonctionnels du rein et les phénomènes vaso-moteurs qui se passent dans cet organe. Enfin, au Congrès de Paris 1889, de l'Association pour l'avancement des sciences, MM. Arthaud et Bülte, se basant sur la ressemblance que présentent avec les névrites expérimentales du vague, certains états pathologiques mal définis, vaguement appelés diabète sans glycosurie, albumineux, albuminurie chez les tuberculeux, les dyspeptiques, névropathie cérébro-cardiaque les rattachent à des troubles d'innervation de ce nerf. Ce rapide coup-d'œil d'ensemble sur la pathologie du pneumogastrique montre que les troubles morbides limités à l'un de ses territoires ne tardent pas, en général, à s'étendre à d'autres par mécanisme réflexe ou par extension de l'irritation de ses fibres constituantes.

Les cliniciens devaient dès lors chercher à grouper ensemble ces symptômes dûs à la même cause et diversement associés pour constituer une entité pathologique distincte.

En 1872, Austie (*Britih. Med. Journ.*) émet l'hypothèse que l'asthme, l'angine de poitrine et la gastralgie qui coïncident fréquemment chez le même individu pourraient dériver d'une même cause : une névrose du pneumogastrique. En 1875, Riegel (loc. cit.) donne la description d'un syndrome clinique caractérisé par l'association de la tachycardie avec des troubles respiratoires. Tuczek, assistant de Riegel (*Deutsch. Arch. für klin. Med.* 1878). Langer (*Wiener med. Woch.* 1881), Kraedel (*Deutsch. Arch. für klin. Med.* 1882), ont confirmé les vues de ce savant. Le nombre de pulsations s'élève jusqu'à 200 par minute. On constate en même temps un emphysème aigu du poumon. La sonorité est augmentée ; à l'auscultation : murmure vésiculaire diminué et râles sonores. Les crises de dyspnée simulent l'accès d'asthme, à cette différence

près que celui-ci ne s'accompagne pas d'une tachycardie,
si prononcée. D'après Riegel une névrose du vague seule
permet de comprendre la pathogénie de ce processus. —
En 1879, Rosenbach (*Deutsch. med. Woch.*) présente
un tableau plus complet de la névrose. Aux signes pulmonaires et cardiaques viennent s'ajouter des troubles
gastriques. Les malades qu'il a observés se plaignaient
de dyspnée, d'angoisse précordiale, de palpitations, de battements épigastriques, d'abattement et d'une sensation de
faim très pénible. Rosembach place le point de départ
des accidents dans une forte excitation des filets stóma-
caux et le traitement en rapport avec cette conception a
légitimé sa manière de voir. La même année, en France,
Huchard (*Union médicale* 1879), insiste sur les synergies
morbides du nerf pneumogastrique. Comme l'avait déjà
vu Chomel, les palpitations accompagnent très fréquemment les dyspepsies. Les affections du cœur, du poumon, de l'estomac s'influencent réciproquement. Physiologiquement et pathologiquement ces trois organes présentent entre eux des connexions étroites dues à une
innervation commune. Telle est la synergie, le trépied
morbide du pneumogastrique de Huchard. Il n'est donc
pas téméraire de s'engager dans une voie tracée par des
maîtres si autorisés.

ÉTIOLOGIE.

Les affections du nerf vague sont de nature variable.
Tantôt une lésion anatomique siège sur le tronc nerveux
même et altère sa structure ; il en résulte une névrite
parenchymateuse ou interstitielle. Tantôt les moyens
d'exploration dont dispose actuellement la science ne
révèlent aucune altération appréciable du nerf dans son
trajet périphérique ; et dans ce cas les troubles morbides
doivent être attribués à des lésions destructives, irritatives
ou dynamiques des centres ; écorce, centre ovale, capsule
interne, protubérance, bulbe. Les foyers d'irritation supra-
bulbaires retentissent sur le bulbe par les fibres intra-

cérébrales du vague dont le trajet est mal défini et comme les foyers bulbaires influencent les organes périphériques, par les fibres extra-médullaires qui jouent le simple rôle de conducteurs. Il est probable que l'atrophie des noyaux moteurs entraîne la dégénérescence descendante, des fibres motrices et des muscles qu'elles innervent, mais dans l'espèce ce processus de dégénérescence reste à démontrer et il convient de réserver le nom des névroses à ces phénomènes pathologiques dont le vague est l'aboutissant ultime.

Les agents provocateurs des névrites sont de plusieurs ordres. Le rôle des traumatismes a été bien établi par Weir-Mitchel. Les névrites traumatiques ont fait l'objet d'un paragraphe spécial. La compression intervient fréquemment. Le plus souvent elle est due à une tuméfaction des ganglions du cou ou du médiastin. La nature de la tumeur est indifférente : induration ou dégénérescence tuberculeuse, adénite aiguë, adénie, lymphadénome, lympho-sarcôme produisent les mêmes effets.

Entouré par des masses ganglionnaires dures ou ramollies, le nerf réagit de la même façon. Après les adénopathies, les anévrysmes. Souvent en clinique la bitonalité de la voix (Jaccoud) par paralysie d'une corde vocale consécutive à la compression du récurrent est le premier signe de l'anévrysme de l'aorte. Comme le récurrent, le tronc du vague peut être comprimé par l'anévrysme de l'aorte, du tronc brachio-céphalique, de la carotide primitive de la sous-clavière.

Les tumeurs du corps thyroïde, les exostoses des vertèbres cervicales et de la base du crâne, le mal vertébral sous-occipital peuvent avoir les mêmes conséquences. Quelles lésions détermine la compression ? « Tillaux, Arloing et Tripier ont démontré que la compression rapide ou lente ne détermine guère, chez les animaux, qu'un trouble circulatoire. Weir-Mitchell a trouvé de la congestion, quelques changements dans l'état du contenu des tubes nerveux, des désordres aussi caractérisés que ceux que l'on rencontre dans les cordons coupés depuis 7 à 8 jours, mais les descriptions sont assez peu précises. » (Reclus, *Manuel de pathogénie externe*).

La compression lente et prolongée par ces tumeurs de nature variable peut provoquer une inflammation chronique qui amène l'atrophie du nerf. De pareils faits sont relatés dans les annales de la science. L'élément inflammatoire est donc un facteur dont il faut tenir compte pour analyser les effets de la compression. Le processus inflammatoire peut se propager de l'organe voisin au nerf lui-même. Souvent même l'inflammation secondaire suffit à elle seule, pour rendre compte des désordres fonctionnels.

La pneumonie, la pleurésie, la tuberculose du sommet peuvent déterminer des névrites sans intéresser les ganglions du cou et du médiastin et partant indépendamment de toute compression. Lubet-Barbon dans sa thèse sur les paralysies laryngées, rapporte deux observations de paralysie avec atrophie des muscles du larynx. A l'autopsie, les ganglions furent trouvés sains, mais on constata une névrite du récurrent. On sait, depuis les recherches de Pitres et Villard, que les névrites multiples sont fréquentes chez les tuberculeux et leur existence a été mise hors de doute dans la diphtérie par Vulpian, Charcot, Lépine, Liouville, Dejerine, Damaschino. Les déterminations de la diphtérie sur le vague sont indiscutables (Gulat, *loc. cit.*).

Par analogie on peut admettre que les maladies générales capables de provoquer des polynévrites sont susceptibles de se localiser sur le pneumogastrique comme sur les autres nerfs. De ce nombre sont la dothiénentérie, la rougeole, la variole, la malaria, la syphilis à la période secondaire ou tertiaire, le rhumatisme, la goutte, l'intoxication par le plomb, l'oxyde de carbone, l'alcool. Comme la tuberculose, les fièvres éruptives et la syphilis peuvent se compliquer d'adénopathies qui exercent une compression lente et continue, mais dans d'autres cas elles occasionnent une altération directe du tronc du nerf. Les névrites se montrent parfois dans le cours des maladies des centres nerveux telles que le tabes, la paralysie générale, la sclérose en plaques. Le plus souvent les lésions centrales et les lésions périphériques ne sont pas en rapport de continuité. Lorsque les centres de la

vision sont profondément désorganisés, une névrite qui
progresse du centre à la périphérie en est parfois la con-
séquence. Il n'est pas démontré que le vague soit affecté
de lésions de cette nature. La syringomyélie (Schultze,
Dejerine), les poliomyélites s'accompagnent fréquemment
de polynévrites. Certains états pathologiques dont l'expression clinique ne diffère pas de la maladie décrite par
Duchenne sous le nom de paralysie spinale aiguë ou
subaiguë de l'adulte, ne se révèlent à l'autopsie que par
des névrites périphériques (*Blocq et Marinesco*, Société
de biol. 1889). Auché, élève de Pitres, les a constatées à
l'autopsie de trois sujets morts de diabète (*Arch. de
path. expér. et d'Anat. pathol.* 1890). Bien que les
recherches n'aient point spécialement porté sur le nerf
vague, il est à présumer qu'il est soumis aux mêmes
influences. La névrite ascendante du pneumogastrique a
fait l'objet d'un travail de Cuffer (*Revue de médecine* 1890).
Dans une autopsie faite par son interne Sollier la névrite
ascendante parenchymateuse était manifeste. En général
ces névrites sont consécutives à des troubles gastriques ;
dyspepsies (Potain) et surtout cancer de l'estomac (Peter).
Les accidents nerveux : vertige stomacal, accélération de
la respiration et des battements du cœur, congestion pulmonaire d'abord transitoires deviennent permanents.
Bientôt apparaissent des signes de paralysie bulbaire,
soit une paralysie labio-glosso-laryngée, soit des accès
d'angine de poitrine qui, comme l'a signalé Landouzy
peut être considérée dans certains cas comme un trouble
d'origine bulbaire. Cuffer explique l'évolution de la maladie de la façon suivante : Les excitations anormales centripètes continuellement transmises finissent par déterminer une névrite ascendante du vague. Peu à peu
cette névrite remonte jusqu'au bulbe et provoque une
myélite bulbaire qui se traduit par le syndrome paralysie labio-glosso-laryngée. — Il existe enfin des névrites
idiopathiques, c'est-à-dire dont la cause est absolument
inconnue. Massei de Milan (*Congrès d'otologie et de rhi-
nologie* 1889) a cité trois cas de névrites primitives du
récurrent avec atrophie des cordes vocales. Ces malades
ne rentreraient-ils pas dans la catégorie des arthriti-

ques ? Les arthritiques sont très prédisposés aux congestions. C'est par la congestion des divers organes de l'économie que Sénac explique les manifestations en apparence si dissemblables de cette diathèse que Cazalis pro-
posait d'appeler « diathèse congestive ». Cette tendance
aux fluxions rend compte de certaines névrites. « Les
arthritiques sont des individus qui font de la mauvaise
chimie » (Pierret), à nutrition ralentie (Bouchard) et chez
lesquels l'auto-intoxication est incessante. Ils présentent
par suite un terrain éminemment favorable à l'éclosion des
névroses. « L'arbre arthritique et l'arbre nerveux émet-
tent de nombreux rameaux de communication ». *Charcot*
(Leçons du mardi 1887.)

Les rapports des névroses et de l'arthritisme, en d'autres
termes le neuro-arthritisme est aujourd'hui bien établi.
Les cellules des générateurs étant douées d'une activité
nutritive alanguie, de par l'hérédité, l'élaboration de la
matière se fera d'une façon imparfaite chez les descen-
dants et aboutira au mauvais fonctionnement des cellules
en général et des cellules nerveuses en particulier, c'est-
à-dire aux névroses. Souvent des obèses, des goutteux, des
diabétiques, des rhumatisants engendrent des névropathes, des hystériques, des choréiques, des asthmatiques, des névralgiques. L'hérédité nerveuse est la cause
la plus fréquente des névroses. L'hérédité gouverne les
phénomènes biologiques à l'état normal ainsi que l'a
démontré Darwin, comme à l'état pathologique soit dans
les maladies mentales (Morel), soit dans les affections
générales du système nerveux (Charcot, Féré, Möbius,
Dejerine). Le mécanisme de la transmission héréditaire
est inconnu, mais l'embryologie permet de le concevoir.
Les recherches de Strasburger, Hertwig, Flemming,
Bütschli ont fait connaître la structure exacte du noyau
cellulaire et montré que le filament nucléaire, substra-
tum de la chromatine préside au processus de segmenta-
tion. Le filament nucléaire du germe provient de la
fusion du pronucleus mâle et du pronucleus femelle de
Bütschli. Il renferme une portion du filament nucléaire
des deux germes dont les parents sont issus. Il se seg-
mente à chaque génération cellulaire en sorte que ce

4

noyau de chaque cellule de l'organisme est en continuité
matérielle avec le filament nucléaire du germe, et par
lui avec la série des ascendants. C'est là la base anatomique de l'hérédité.

D'après Arndt, l'hérédité entraîne une déformation
morphologique : l'atrophie des cellules nerveuses qui semblent rester à l'état embryonnaire. Cliniquement l'hérédité est directe ou transformée. Qu'il suffise de remarquer que l'arthritisme et la tare nerveuse, du moins à
une époque déterminée de l'existence, peuvent se manifester seulement par une névrose du vague. Telles sont
l'hystérie viscérale de Huchard, et certaines formes
de neurasthénie gastrique. D'autres fois le syndrôme fait
partie d'un ensemble symptomatique plus complexe. Il
existe des stigmates et des signes positifs qui montrent
que le vague n'est pas seul en cause. Dans ce cas, le
complexus cardio-gastro-réno-pulmonaire rentre dans le
cadre d'une maladie nosologiquement définie et constitue
une des faces d'un tableau morbide indépendamment
duquel on ne saurait l'envisager. Ces maladies sont l'hystérie, la neurasthénie, l'épilepsie, la paralysie générale,
l'hémorrhagie, le ramollissement, les tumeurs, l'atrophie
de la zone motrice du cerveau, le tabes, la sclérose en
plaques, la paralysie glosso-labio-laryngée, et tous les
processus en relation avec une lésion organique localisée
dans les centres, lorsque le tronc du pneumogastrique
ne présente pas d'altération à l'examen macroscopique et
microscopique. Névrites et névroses se confondent au
point de vue symptomatique, et une classification basée
sur l'anatomie pathologique n'est pas possible en clinique. Parfois un engorgement ganglionnaire, une atrophie des cordes vocales, ou l'apparition et la disparition
subite des accidents constituent des présomptions, des
quasi-certitudes pour le diagnostic de l'une ou l'autre
affection. Mais l'autopsie seule peut fournir le vrai crité-
rium.

SYMPTOMATOLOGIE.

La physiologie démontre que le pneumogastrique fournit à la plupart des organes thoraciques et abdominaux, des filets sensitifs, moteurs, vaso-moteurs et trophiques. A l'état pathologique apparaissent simultanément ou successivement des phénomènes morbides qui doivent être rattachés à des troubles de ces quatre ordres d'innervation. Du côté des divers organes soumis à l'influence du vague surviennent tour à tour des phénomènes d'excitation et de dépression, d'hyperesthésie et d'anesthésie. — En général, l'affection débute par des troubles gastriques, qui se développent silencieusement. On observe tantôt une anorexie plus ou moins prononcée qui peut aller jusqu'à une répulsion invincible pour toutes sortes d'aliments, tantôt une sensation de faim immodérée, une véritable boulimie. Le plus souvent, ce sont les phénomènes d'*atonie* qui prédominent. La digestion est lente et pénible. Le malade éprouve après les repas la sensation de gonflement de l'estomac ; il a des renvois acides. La face se congestionne et un besoin impérieux de dormir se fait sentir. Les vomissements sont périodiques, procèdent par crises et suivent l'ingestion des aliments. Dans la plupart des cas, l'examen de l'estomac par la palpation donne des signes négatifs. Le clapotement dû à une diminution de tension de la tunique musculaire et le bruit de succussion dû également à l'inertie de la tunique musculaire peuvent se rencontrer quelquefois. Cet état gastrique est un acheminement vers la dilatation mais ce n'est pas la dilatation. On est en présence d'une névrose motrice de l'estomac : le défaut de tonicité de la tunique musculaire explique la dilatation momentanée, la pneumatose et la lenteur des digestions. L'évolution ultérieure de la maladie prouve que ces désordres fonctionnels relèvent d'une lésion nerveuse primitive et l'organe lui-même n'est le siège d'aucune altération organique appréciable. La durée de la parésie est interrompue par des phases d'excitation. A ces phases correspondent les vomissements alimentaires ou glaireux qui diffèrent des vomissements de la dilatation en ce qu'ils ne contiennent pas des détritus alimentaires en voie de putréfaction, attestant le long séjour des aliments dans la cavité gastrique. D'après les expériences de Schiff le stade préparatoire du vomissement qui précède le stade d'expulsion consiste en une dilatation du cardia et le vomissement est impossible, si l'estomac est paralysé. Enfin aux filets sensitifs appartiennent la sensation de faim anormale, et les crises de gastralgie assez fréquentes, semblables, suivant Debove et Leyden à celles du tabes avec les symptômes médullaires en moins. La sécrétion du suc gastrique est peu ou pas modifiée, et les troubles digestifs semblent bien avoir pour unique cause le ralentissement des mouvements de l'estomac. C'est là une des formes de dyspepsie qu'Ewald regarde comme l'expression de la faiblesse générale du système nerveux. Les aliments franchissent le pylore moins rapidement qu'à l'état normal, mais ne séjournent pas indéfiniment dans l'estomac. Si on pratique le lavage, 7 heures après le dernier repas (Leube), le liquide ne tarde pas à sortir clair. Si cet état se prolonge, si le malade ne se conforme pas à une hygiène rigoureuse, l'estomac se laisse distendre de plus en plus, reste au-dessous de l'ombilic à l'état de vacuité et la dilatation vraie est constituée.

Aux troubles gastriques viennent bientôt se joindre des modifications de la sécrétion urinaire. La polyurie est constante et la pollakiurie fréquente. L'urine présente les caractères des urines nerveuses : sa densité est faible ; elle est pâle, claire, abondante. Sa quantité varie entre deux et cinq litres par jour. En général, elle est acide et albumineuse. La chaleur et l'acide nitrique suffisent pour déceler la présence de l'albumine, mais le réactif de Tanret est préférable. Par l'analyse, on ne découvre parfois qu'un léger nuage, mais dans d'autres cas, la quantité d'albumine peut être de deux ou trois grammes par litre. Un des caractères de cette albuminurie, c'est d'être intermittente et peu abondante. La glycosurie est plus rare,

mais s'observe assez fréquemment. La quantité de sucre
varie de 1 à 10 gr. par litre. Comme l'albuminurie, la
glycosurie disparaît rapidement pour reparaître à plusieurs reprises successives. Quelquefois les urines renferment une quantité notable de phosphates. Déjà, à cette
période de la maladie, l'état général atteste que la nutrition est profondément viciée. Le malade est courbaturé,
apathique : il maigrit ou devient polysarcique. D'ailleurs,
le fonctionnement de l'appareil digestif se montre de
plus en plus défectueux. L'intestin ne tarde pas à parti-
ciper au processus. Mœbius (*Centralbl. für Nervenkr.*
1884) fait remarquer que la dyspepsie nerveuse s'accompagne toujours de troubles intestinaux. La parésie domine
la scène : de là le ballonnement du ventre, le tympanisme
abdominal, la constipation, l'émission de gaz par l'anus
pénible comme les éructations. De temps en temps apparaît une diarrhée plus ou moins abondante, de durée
variable. Les selles, molles ou liquides, sont précédées de
coliques et suivies de ténesme ou se produisent sans
douleur. L'existence de la diarrhée nerveuse n'est pas
contestée aujourd'hui. Nothnagel (1884) publia deux
observations de ce genre. Dans l'une il est question d'une
dame habituellement constipée éprouvant depuis trois
ans le matin en se levant une sensation de chaleur sur
tout le corps, de l'angoisse, de la dyspnée, des palpitations. Peu après une selle d'aspect normal a lieu et le
malaise cesse. Cette scène se renouvelle jusqu'à sept fois
dans la journée. Mathieu (*Gaz. hôp.* 1891), après avoir
cité deux nouveaux cas, fait remarquer que cette diarrhée
ressemble à celle des tabétiques décrite par M. Fournier
et il ajoute : « Les diarrhées nerveuses chroniques procèdent le plus souvent par crises passagères, plus ou
moins éloignées les unes des autres, dont il est souvent
facile, parfois impossible, de déterminer la cause occa-
sionnelle. » L'élément nervo-moteur joue un grand rôle
dans la diarrhée, bien que la part de l'hypersécrétion ne
soit pas nettement déterminée. Mais le nerf vague n'agit
qu'indirectement sur le gros intestin. L'atonie ou la motricité exagérée de l'intestin grêle contribue à produire la
diarrhée ou la constipation. L'intégrité de ce nerf est une

condition indispensable pour le fonctionnement normal du cœur. Aussi la névrose type entraine-t-elle toujours des troubles fonctionnels du côté de cet organe. La paralysie du système modérateur du cœur est indiquée par l'accélération permanente du pouls. On compte en général de 120 à 150 pulsations à la minute. Le pouls est petit, dépressible, et le dicrotisme peu accentué. A l'auscultation on ne constate aucune affection organique du cœur. Rarement on entend un souffle anémique dont le siège est variable et qui disparaît ou se déplace assez rapidement. La tachycardie correspond à l'accélération du pouls. Les bruits du cœur sont nets, bien frappés ; le rythme reste normal, et chaque révolution cardiaque est séparée de la suivante par un grand silence. L'accélération des battements s'accompagne de phénomènes subjectifs. Les malades accusent des palpitations survenant par crises et sans cause bien déterminée. Quelques-uns éprouvent de l'angoisse précordiale, une douleur comparable à celle de l'angine de poitrine avec sensation d'anéantissement et de suspension de la vie. Durant les crises de palpitations et d'angoisse les battements cardiaques s'accélèrent davantage ou se ralentissent, suivant les cas. Cette forme de pouls lent entraîne des attaques syncopales plus ou moins fréquentes dont le mode d'apparition ne se fait pas suivant une règle précise.

Nous n'avons pas vu survenir des convulsions épileptiformes. Le ralentissement du pouls n'est pas permanent ; le nombre des pulsations s'élève et même dépasse la normale dès que l'épuisement, qui succède toujours à une forte excitation, se produit. Le pouls lent permanent ne s'observe donc pas dans toutes les formes de névrose du vague et la tachycardie est beaucoup plus fréquente. Le symptôme bradycardie est en général l'indice d'une lésion centrale localisée sur le bulbe le plus souvent et rend le pronostic grave étant donné que d'un moment à l'autre peut survenir une syncope mortelle. Les affections organiques du cœur retentissent sur le poumon et réciproquement. Ce mécanisme n'intervient pas dans les névroses du vague. Le jeu de l'organe central de la circulation, quoique modifié, est pourtant suffisant pour maintenir l'équilibre de la pression artérielle et de la pression veineuse et pour no pas amener la stase dans la petite circulation. Mais l'excitation ou la paralysie des filets pulmonaires entraîne du côté du poumon des phé- nomènes morbides constitués par des troubles fonction- nels ou par des lésions organiques.

Les déterminations de la névrose sur l'appareil respi- ratoire sont le plus souvent synchrones ou peu éloignées des autres manifestations. Au début, ce qui frappe le plus l'attention est un état dyspnéique prononcé sans cause appréciable. Continue ou intermittente, la dyspnée pré- sente toujours des paroxysmes plus ou moins violents. Souvent ces paroxysmes simulent des accès d'asthme essentiel : point noté par tous les observateurs. Chez les malades dont l'observation est publiée dans ce travail, les crises dyspnéiques, le pseudo-asthme s'est montré sous un aspect un peu différent de celui de l'asthme vrai. La dyspnée survenait lentement, progressivement et non pas subitement. Elle se montrait aussi bien le jour que la nuit, et avait une durée plus longue que celle d'un accès d'asthme du moins au début de la maladie. Souvent la crise se ter- minait par l'émission d'une grande quantité d'urines abon- dantes et claires. Parfois la crise de dyspnée est précédée ou suivie d'accès de toux. Cette toux superficielle et quin- teuse n'est pas suivie d'expectoration à caractères bien tranchés. Au début de la maladie, l'examen de la poitrine peut ne laisser constater aucun signe physique.

En général, cette intégrité n'est pas de longue durée. Lorsque l'un des deux vagues est seul affecté les lésions du poumon sont le plus souvent unilatérales. Mais com- me le même nerf envoie des filets aux deux poumons on conçoit que les deux organes puissent être atteints et cela s'observe dans certains cas. L'un des symptômes les plus im- portants à noter est la bronchite localisée au sommet ou étendue à la totalité du poumon qui se révèle par de gros râles ronflants et sibilants ou des râles plus fins suivant le calibre des bronches où ils prennent naissance. L'expira- tion devient légèrement soufflante et très prolongée et si on percute le côté de la poitrine où ces bruits anormaux sont perçus on trouve la sonorité augmentée. En d'autres termes, en un laps de temps variable suivant les sujets, la dyspnée paroxystique primitive aboutit à l'emphysème localisé. — Ce n'est pas le moment de discuter la valeur de la bronchite localisée au sommet du poumon. En pareil cas il faut toujours redouter la tuberculose.

Or c'est précisément la tuberculose qui retentit le plus fréquemment sur le vague et, lorsque ce nerf est en cause, la bronchite ne tarde pas à envahir tout le poumon. Quant à l'emphysème consécutif aux accès de suffocation, il est bien difficile d'admettre que les tubercules du sommet le provoquent, le vague restant indemne. La maladie continuant à évoluer, il survient des lésions plus graves de tous points comparables à celles que détermine chez les animaux la section des pneumogastriques. C'est une broncho-pneumonie à caractères particuliers assez facile à reconnaître lorsqu'elle est limitée à un seul poumon, ce qui est le cas le plus fréquent. On constate, par l'auscultation, l'existence en avant ou en arrière de la poitrine de foyers de râles crépitants fins disséminés et sans limites précises. Il n'y a ni souffle, ni bronchophonie, ni matité ; les alvéoles restent perméables à l'air et l'exsudat n'est jamais abondant. L'expectoration peut être nulle ou quelquefois quelques crachats sanguinolents apparaissent de temps en temps. Lorsque le foyer est assez étendu, on constate à la percussion un certain degré de submatité. Cet état inflammatoire du poumon semble bien dû à une vaso-dilatation paralytique. L'explication importe peu ; en clinique les choses se passent ainsi : voilà le point essentiel. Même à ce degré, les lésions disparaissent, soit définitivement, soit pour reparaître ultérieurement. Il n'en est plus de même lorsque le processus évolue sur un poumon antérieurement malade. Dans ces cas, d'autres lésions, que le traitement ne peut modifier, déterminent une irritation permanente et rendent la maladie rebelle à tous les procédés thérapeutiques. A ce point de vue la pleurésie peut avoir des suites fâcheuses. Si l'inflammation se propage à la gaine du nerf vague et s'il se forme des néomembranes qui s'organisent et aboutissent à la symphyse pleurale, toutes les conditions favorables pour le passage à l'état chronique des déterminations de la névrite se trouvent réalisées. La ventilation pulmonaire est gênée par l'emphysème consécutif à la paralysie des muscles lisses et par le défaut d'ampliation pulmonaire qu'entraine la symphyse pleurale. Aussi l'expiration devient-elle très forcée et, comme le démontre le tracé respiratoire, analogue à celle des animaux vagotomisés. Le syndrôme s'est manifesté à peu près de la sorte chez un de nos malades. Il existe chez lui, depuis plusieurs années déjà, une symphyse pleurale et, malgré les divers traitements employés, les foyers disséminés de broncho-pneumonie persistent sans modifications bien sensibles. Dans le cas particulier, les symptômes concomitants ne permettent pas de mettre en doute l'existence de la névrose. La lésion pleurale est un facteur secondaire qui a préparé le terrain et sans doute déterminé le siège des noyaux de bronchopneumonie. Les foyers tuberculeux, la pneumonie chronique produisent les mêmes résultats.

Du côté du larynx, les symptômes observés sont bien mieux connus. La raucité de la voix survient presque constamment. Souvent la voix est discordante, bitonale. Parfois le larynx a perdu sa sensibilité ; des parcelles alimentaires peuvent pénétrer et déterminer des accès de suffocation de cause mécanique. L'examen laryngoscopique permet de se rendre compte de visu des phénomènes observés. La muqueuse laryngée est saine, mais on constate des paralysies des muscles du larynx unilatérales, bilatérales ou dissociées. Lorsque la paralysie *unilatérale* porte sur tous les muscles intrinsèques du larynx, la corde vocale correspondante demeure immobile pendant l'inspiration et l'expiration comme pendant les efforts de phonation. Ziemssen désigne cette attitude sous le nom de *position cadavérique*. A cette immobilité se rattachent les changements de tonalité de la voix.

L'aphonie, si elle existe à un moment donné, n'est que passagère, parce que la corde vocale saine ne tarde pas à dépasser la ligne médiane pour se mettre en contact avec la corde vocale paralysée et réaliser l'occlusion de la glotte (Poyet). Si cet état persiste, la corde vocale s'atrophie, devient plus mince que sa congénère et le ton de la voix devient plus aigu et passe souvent au fausset. Dans la

paralysie complète *bilatérale*, les deux cordes sont dans
la position cadavérique : la respiration n'est pas gênée ;
la phonation, la toux et l'effort en général ne sont plus
possibles. Dans les névroses pures sans lésions centrales
ou phériphériques, l'aphonie peut apparaître subitement
et disparaître tout à coup, et cela à plusieurs reprises
successives plus ou moins espacées. D'autres fois, l'apparition et la disparition se font moins brusquement.

Les paralysies dissociées affectent surtout les muscles
abducteurs de la glotte ou crico-arythénoïdiens posté-
rieurs, fait dont l'explication est inconnue. Si l'un des
deux muscles seul est paralysé, la corde vocale correspondante reste sur la ligne médiane, pendant l'inspiration,
tandis que l'autre se porte en dehors. La voix est rude et
l'inspiration profonde s'accompagne parfois de cornage.
Si les deux muscles sont paralysés, les deux cordes restent
accolées pendant l'inspiration.

Il existe une dyspnée inspiratoire considérable avec
tirage ; l'expiration est facile et la phonation conservée.

Le muscle thyro-arythénoïdien, tenseur de la corde
vocale, est parfois paralysé d'un seul côté : il y a dispho-
nie dans ce cas, et aphonie si la paralysie est double.
Dans le cas de paralysie de l'ary-arythénoïdien préposé à
l'occlusion du tiers postérieur de la glotte, on voit au
laryngoscope le segment postérieur de la glotte rester
béant pendant la phonation. La paralysie des adducteurs de la glotte se traduit par l'aphonie, la voix basse,
des inspirations plus fréquentes et l'expiration légèrement forcée. Le diagnostic différentiel des paralysies et
des contractures des muscles du larynx présente parfois
des difficultés insurmontables. Un gand nombre de faits
attribués autrefois à la paralysie des dilatateurs de la
glotte sont imputés à la contracture des constricteurs,
bien que la réalité de cette paralysie soit affirmée par
Rosenbach et Sémon. Le spasme de la glotte est plus
rare et s'observe surtout dans les cas de compression du
vague. Il est transitoire et se révèle par des crises de suffocation. Le tableau symptomatique est beaucoup plus
dramatique chez l'enfant que chez l'adulte dont la glotte
intercartilagineuse permet l'accès de l'air. Chez l'enfant la

respiration s'arrête, la tête se renverse en arrière, le diaphragme est fortement contracté et l'air ne pénétrant pas dans la poitrine, on n'entend pas le murmure vésiculaire à l'auscultation. Tel est l'asthme de Kopp. Chez l'adulte, la respiration est sifflante, l'expiration forcée, l'angoisse moins profonde, le murmure vésiculaire affaibli. En un mot, rien ne différencie la paralysie des dilatateurs du spasme glottique si ce n'est que le spasme procède par accès de durée variable, mais toujours passagers.

Le spasme de l'œsophage ne s'est pas montré chez les malades dont les observations sont publiées dans ce travail. Cependant, ce symptôme dépend d'une affection du nerf vague. Il constitue parfois un épiphénomène comme dans la rage, mais on connaît un œsophagisme essentiel ou idiopathique déterminé par le nervosisme. Il est caractérisé par son apparition brusque, la sensation d'un corps étranger dans l'œsophage, le rejet instantané des aliments hors de la bouche lorsque le spasme siège à la partie supérieure, ou leur projection rapide dans l'estomac lorsqu'il siège plus bas. Dans ce dernier cas, les aliments peuvent être expulsés par vomissement. La douleur est constante et se fait sentir le long du cou à la pointe du sternum ou à la région précordiale. Enfin, Oppenheim a observé un cas de mouvements de déglutition spasmodiques. La dysphagie se montre aussi quelquefois. La douleur provoquée par la compression du tronc du vague le long du bord antérieur du muscle sterno-cléido-mastoïdien existe en général, mais ce n'est pas un phénomène constant et il ne faudrait pas trop compter sur ce signe pour établir le diagnostic.

Tels sont les principaux symptômes qui constituent le syndrome complexe par lequel se révèlent les névroses du vague typiques. Leur ordre d'apparition est variable et leur mode d'association très différent, suivant les sujets.

DIAGNOSTIC.

Lorsqu'on se trouve en présence d'un malade qui présente des troubles fonctionnels du côté du larynx, du poumon, du cœur, de l'estomac et de l'appareil urinaire, il faut songer à une affection du nerf vague. S'il est porteur d'une tumeur susceptible de comprimer ce nerf la certitude est presque absolue.

Au point de vue du diagnostic il ne saurait être question que des névroses types existant indépendamment de toute autre maladie. Si le syndrome fait partie d'un autre processus morbide, tels que le tabes, la paralysie glosso-labiée laryngée, l'hystérie, le diagnostic se confond avec celui de ces diverses affections.

Mais la névrose type caractérisée par l'association de phénomènes morbides pulmonaires, cardiaques, gastriques et rénaux se présente en clinique sous un aspect particulier qu'il importe de distinguer d'autres états pathologiques. Il faut d'abord remarquer que si l'un de ces symptômes prédomine, les autres ont une importance trop grande pour être relégués au second plan. La marche de la maladie doit être scrupuleusement observée. A certains moments tel organe semble seul en cause, alors que tel autre entre en scène plus tard et joue le principal rôle. A chaque phase correspondent des phénomènes variables qui relèvent de la même cause. Il est donc impossible de faire de cette catégorie de malades des asthmatiques.

L'asthme essentiel procède par accès et au début l'état de santé est parfait dans l'intervalle des accès. L'accès survient pendant la nuit, entraîne l'orthopnée, le spasme des muscles inspirateurs. Par voie réflexe peuvent se produire des perturbations morbides dans toute la sphère du pneumogastrique, mais elles sont transitoires et la crise passée tout rentre dans l'ordre. Le plus souvent il existe une relation de cause à effet entre un agent provocateur donné, variable avec chaque individu et la dyspnée paroxystique. Plus tard, les accès peuvent devenir subintrants et la dyspnée continue. Dans l'intervalle des accès la poitrine reste globuleuse, le murmure vésiculaire est diminué et l'expiration très prolongée à l'auscultation. L'asthme a provoqué l'emphysème. De plus, les troubles gastriques et cardiaques persistent dans certains cas. S'il y a de la polyurie, de l'albuminurie, de la glycosurie, on se trouve en présence d'une synergie morbide du pneumogastrique peu différente peut-être de celle que nous étudions ; d'abord partielle, la névrose semble se généraliser, et deux états pathologiques en apparence différents au début semblent converger et se confondre avec le temps. C'est là une question trop grosse de difficultés pour essayer de la résoudre. Mais à côté des névroses partielles une place doit être réservée à la névrose plus ou moins généralisée qui, dès les premières manifestations, frappe les divers départements du pneumogastrique. Les crises de dyspnée à marche progressive, de durée plus longue, aboutissant à l'emphysème et quelquefois à des foyers de broncho-pneumonie chronique, coïncidant avec des troubles fonctionnels cardiaques gastriques et rénaux permanents, suffisent pour différencier cet état morbide de l'asthme vrai. Le diagnostic est bien plus facile lorsque les signes physiques pulmonaires, tels que la diminution du murmure vésiculaire, la sonorité exagérée, les noyaux de râles crépitants fins sont constatés seulement à droite ou à gauche de la poitrine. — L'angor pectoris non lié à une lésion organique du cœur ne s'accompagne pas de troubles graves de la santé en dehors des paroxysmes dont la durée est relativement courte. Pendant l'accès la respiration n'est pas sensiblement modifiée, les battements cardiaques s'accélèrent ou se ralentissent ; dans la majorité des cas, il se termine par des éructations, des vomissements ou l'émission d'urines claires. Enfin la douleur angoissante est beaucoup plus prononcée que dans les cas de névrose du vague vraie. Cependant l'angine de poitrine peut faire partie de ce syndrome clinique.

Plusieurs observations de névrites par compression avec angor pectoris consécutif sont déjà publiées. Cette interprétation pathogénique peut s'appliquer à quelques faits, mais pas au plus grand nombre. Parfois aussi cette affection coïncide ou alterne avec l'asthme ou la gastralgie chez le même sujet. Ce syndrôme semble bien être une des manifestations protéiformes de la névrose du pneumogastrique, mais la question est loin d'être tranchée, et nous n'avons pas vu de faits capables de contribuer à l'élucider. Les phénomènes gastriques qui signalent l'apparition de la névrose ne présentent par eux-mêmes aucun caractère spécial. C'est sur l'ensemble symptomatique et non pas sur un symptôme isolé que le diagnostic doit être basé. Cependant la douleur gastrique est plus vive dans la gastralgie et les paroxysmes moins prolongés. Les palpitations, la dyspnée, l'anorexie, les perversions du goût, la pneumatose stomacale et intestinale constituent autant de symptômes plus ou moins accessoires et font défaut bien souvent. La gastralgie proprement dite est une névrose limitée de la sensibilité. Dans l'état gastrique provoqué par la névrose du vague type, les filets moteurs semblent surtout atteints. De là l'atonie, les digestions lentes, les renvois acides constants et incessants, les vomissements intermittents, qui ne ressemblent pas à ceux de la dilatation de l'estomac nettement constituée ainsi que cela a été déjà dit. Après avoir fait ingérer au malade un mélange d'acide tartrique et de bicarbonate de soude, on constate par la percussion que la limite inférieure de l'estomac est moins basse que dans la dilatation, et n'atteint jamais une ligne courbe tirée de l'ombilic vers le rebord costal gauche. La sonde est un moyen d'exploration plus exact et fournit une mesure assez exacte du degré d'ectasie. Pour reconnaître la parésie de la musculature stomacale due à l'atonie ou à la dilatation, Senator, après Sahli et Nencki, a indiqué un procédé assez commode. A l'état normal un gramme de salol pris après le repas est éliminé au bout de 24 heures, et la réaction de l'acide salicylique a disparu des urines. Il en est de même dans les affections gastriques qui n'affaiblissent pas la puissance musculaire de l'organe. L'élimination incomplète du salol au bout de 30 heures indiquerait une insuffisance motrice. Même un laps de temps plus long pouvant aller jusqu'à 72 heures plaiderait en faveur d'une dilatation.

La tachycardie paroxystique essentielle de Bouveret, dont la pathogénie est très obscure, diffère cliniquement de la névrose type. Tout récemment Winters Braunan (comm. Acad. med. de New-York, 20 oct. 1891) en a réuni en tout 27 observations. D'abord, d'après Samuel West, la névrose du cœur serait d'origine réflexe et due probablement à une myocardite chronique interstitielle. C'est cette lésion qu'ont trouvée Brieger et Frentzel dans deux autopsies, les seules qu'il soit permis de prendre en considération jusqu'à ce jour, attendu que celle de Sollier et celle de Bristowe sont incomplètes. La crise de tachycardie éclate d'une façon soudaine ; le pouls s'élève jusqu'à 300 pulsations, devient imperceptible à la radiale et retombe à la normale une fois l'accès passé. Si le paroxysme se prolonge, d'autres troubles secondaires apparaissent, mais ils sont d'origine mécanique, comme la dilatation du cœur, l'œdème et la congestion pulmonaire résultant de la stase que provoque dans les vaisseaux du poumon le fonctionnement défectueux du cœur. A ne considérer que les déterminations cardiaques de la névrose généralisée caractérisée surtout par une tachycardie beaucoup moins prononcée et à peu près continue, le tableau symptomatique est si différent qu'il est inutile d'insister plus longuement. De même, le pouls lent permanent est un syndrome aujourd'hui bien isolé et dont la physionomie clinique ne prête pas à confusion. Chez nos malades, la bradycardie, quoique suivie d'attaques syncopales, n'a jamais atteint un degré notable, ne s'est montrée que par accès et dans l'intervalle séparant ces accès, elle a été remplacée par la tachycardie.

Assurément la maladie de Graves Basedow avec sa triade symptomatique : exophthalmie, palpitations, goître, constitue une entité pathologique qu'on ne saurait démembrer. Mais en dehors de la forme classique il y a une multitude de formes frustes dont certaines pourraient peut-être rentrer dans la classe des névroses du pneumogastrique. L'absence d'exophthalmie, de goître, de tremblement, l'association des palpitations, des troubles gastriques, de crises dyspnéiques, de la polyurie, de l'albuminurie, ou de la glycosurie, des paralysies du larynx ne serait-elle pas en relation avec une névrose du pneumogastrique? La maladie de Bright, parvenue à sa période d'état, avec albuminurie, œdème ou anasarque, bruit de galop cardiaque ne saurait être confondue avec cette affection. Il en est tout autrement à la période préalbuminurique pendant laquelle les symptômes observés sont mal reliés, mal définis. Ce sont le plus souvent la dyspepsie, des vomissements, des accès de dyspnée, des bronchites, des palpitations, de la pollakiurie, de la polyurie souvent, mais pas toujours, un peu d'albuminurie, des sensations vertigineuses avec troubles de l'audition. Le diagnostic différentiel de ces deux états morbides est fort difficile, surtout si l'examen ophtalmoscopique de l'œil reste négatif et si le phénomène du doigt mort fait défaut. Tous deux peuvent guérir, mais il est impossible, à l'heure actuelle, de dire s'il s'agit d'un même processus et si une lésion du vague peut chez l'homme, comme chez l'animal, aboutir à la longue à la néphrite chronique interstitielle. L'observation III montre que cette opinion n'est pas contraire au bon sens.

Les mêmes considérations peuvent s'appliquer à certaines formes du diabète, sur la pathogénie duquel l'accord est loin d'être fait. D'après Edgard Gaus (9e congrès allemand de médecine interne, 1890) la dyspepsie diabétique serait de nature chimique et les fonctions motrices de l'estomac seraient normales. Cependant, plusieurs faits de diabète survenus à la suite d'une névrite par compression du vague sont déjà connus. « Le diabète sucré, autrefois considéré comme une maladie distincte, n'est plus qu'un syndrôme que l'on rencontre dans un grand nombre d'états morbides. » Lancereaux (clinique de la Pitié, *Bull. med.* 1890). Quelques diabétiques présentent, par intervalles, des nausées, des vomissements, de la diarrhée ou de la constipation, des oppressions dyspnéiques avec accélération des mouvements respiratoires, angoisse, le plus souvent sans orthopnée, de la tachycardie avec fréquence du pouls et parfois syncopes pouvant entraîner la mort, de l'albuminurie, de la phosphaturie, concurremment ou alternativement avec la glycosurie. Faut-il regarder cet ensemble symptomatique comme secondaire à une lésion primitive du pneumogastrique ? Les recherches de MM. Arthaud et Butte sur le diabète expérimental rendent cette hypothèse vraisemblable. Mais jusqu'ici rien n'autorise à introduire dans le domaine de la pathologie humaine le résultat de ces expériences de date trop récente. Qu'il suffise de mettre en relief les ressemblances cliniques sans chercher à approfondir davantage une question à chaque instant débattue dans le monde savant.

La broncho-pneumonie qui survient dans certains cas est chronique d'emblée, limitée en général à un seul poumon. Elle se révèle par des foyers de râles fins qui persistent longtemps sans modifications appréciables, sans produire le ramollissement et la destruction du tissu pulmonaire, comme la broncho-pneumonie tuberculeuse, du reste très rare lorsque les sommets sont indemnes. Elle est disséminée et peut disparaître par le traitement et par là se distingue des pneumokonioses, et des diverses inflammations chroniques dues à une irritation locale de l'appareil broncho-pulmonaire. A la longue, cependant, un trouble de nutrition du poumon pourrait amener un certain degré de sclérose et le diagnostic deviendrait impossible. Mais en général l'apparition de la broncho-pneumonie à un stade déterminé de la maladie, sa disparition, dès que les autres symptômes se sont amendés, ne laissent pas de doute sur sa nature. Quant aux manifestations laryngées, c'est l'examen laryngoscopique qui montrera si une lésion quelconque de l'organe peut les expliquer. La névrose une fois reconnue il faut en rechercher la cause. L'examen du cou fera parfois découvrir une tumeur susceptible de comprimer le tronc du vague. La percussion du sommet de la poitrine, au niveau de la partie supérieure du sternum en avant, dans la région interscapulaire en arrière fera soupçonner une adénopathie trachéo-bronchique. La tuberculose, une pleurésie antérieure pourront faire penser à une extension inflammatoire à la gaine du nerf. Il faut rechercher avec soin les antécédents du malade. La profession, le genre de vie

attireront l'attention sur une intoxication parfois latente
jusque là. La syphilis pourra être incriminée quelquefois.
Mais le plus souvent on aura affaire à des arthritiques,
des rhumatisants, des goutteux, ou à des nerveux simples
prédisposés de par l'hérédité ou relevant déjà de la pathologie. Les stigmates hystériques, tels que l'hémianesthésie,
le rétrécissement du champ visuel, les zones hystérogènes,
feront reconnaître une manifestation de l'hystérie, bien
que la névrite du vague puisse survenir également chez
l'hystérique. Suivant les signes constatés on incriminera
tour à tour la neurasthénie, l'ataxie locomotrice, la sclérose en plaques, la paralysie labioglosso-laryngée, les
hémorrhagies ou le ramollissement du cerveau, etc.

PRONOSTIC.

Le pronostic varie suivant la cause qui a provoqué la
névrose. Lorsqu'il s'agit d'un épiphénomène, le pronostic
se confond avec celui de la maladie primitive. Une lésion
organique bulbaire ne permet aucun espoir de guérison.
La compression du tronc du vague peut être grave par
elle-même, mais la gravité dépend surtout de la nature
de l'agent qui produit la compression. Des ganglions
tuberculeux en voie de ramollissement avec tuberculose
avancée du poumon, un cancer du médiastin, un anévrysme de l'aorte font entrevoir l'issue fatale à bref
délai. Quant à la névrose considérée en elle-même indépendamment de tout autre état pathologique concomitant,
ses manifestations semblent disparaître assez souvent au
début sous l'influence d'un traitement approprié. D'autres fois l'affection est rebelle à tous les traitements. Les
phénomènes d'excitation et de dépression disparaissent,
puis se renouvellent et cet état dure plusieurs années.
Que se passe-t-il ensuite? L'observation ne l'a pas encore
appris. Survient-il une néphrite ou une myocardite interstitielle, des troubles trophiques pulmonaires aboutissant
à la destruction du parenchyme? L'altération du nerf se

propage-t-elle aux centres nerveux? Les malades finissent-
ils par la maladie de Bright, ou l'asystolie, par une affection pulmonaire ou bulbaire fatale ? Autant de questions
que la pathologie expérimentale permet de poser, mais
non de résoudre. Cependant les faits publiés par Mohamed
et Pessez semblent bien établir que le premier stade
de l'évolution de certaines néphrites est caractérisé cliniquement par les symptômes d'une névrose du vague :
tachycardie ou bradycardie, pseudo-asthme, polyurie,
albuminurie, et les données de l'expérimentation éclai-
rent d'un jour nouveau la pathogénie de ces phénomènes.

TRAITEMENT.

Deux procédés thérapeutiques doivent être mis en
œuvre : l'un pathogénique, l'autre symptomatique.

Le premier consiste dans l'emploi de l'électricité et les
médicaments dits nervins, à l'intérieur. L'électricité
sera utilisée de préférence sous forme de courants gal-
vaniques, d'une intensité de dix à quinze milliampères.
La séance durera dix minutes, ne dépassera pas un quart
d'heure et pourra être renouvelée tous les jours. Si le
sujet supporte difficilement le courant on peut diminuer
la force électro-motrice : il est vraisemblable, à l'heure
actuelle, que les effets thérapeutiques ne sont pas en raison directe de l'intensité. Les électrodes seront placées
sur le tronc du vague, l'une au niveau de l'apophyse
mastoïde, l'autre au niveau de l'extrémité inférieure du
sterno-mastoïdien. On aura soin d'éviter les secousses.
L'emploi des courants continus nous a paru donner des
résultats supérieurs à ceux que donnent les courants
faradiques plus maniables, mais dont l'efficacité semble
moins grande.

Parmi les agents pharmaceutiques, ce sont les modificateurs du système nerveux, les névrosthéniques qu'il
faut choisir. L'opium, grâce à la morphine qu'il contient,
calme la douleur, l'irritation et produit le sommeil. En

vertu de son action hypnagogue et anodine, la morphine
sous forme d'alcaloïde est indiquée lorsque la douleur
prédomine. Encore faut-il être prudent, du moins avec
certains sujets, et redouter la morphinomanie. Le plus
souvent l'extrait thébaïque, dont l'action est une résul-
tante de toutes les actions des alcaloïdes de l'opium, est
préférable à tous les points de vue. Ainsi employé, même
à faible dose, l'opium fait disparaître les vomissements,
la gastrodynie, la diarrhée, les accès de suffocation, les
palpitations.

Cette médication ne présente pas de dangers et d'a-
près Binz l'indication de la morphine et de l'opium est
indépendante de l'état cardio-vasculaire. Après l'opium
vient la belladone, autre agent névrotique qui modifie les
cellules nerveuses et indirectement les divers appareils
dont le fonctionnement est soumis à leur influence.
Associée à l'opium, elle augmente les effets thérapeutiques de ce médicament et permet d'éviter la constipation
qui résulte de son usage prolongé. Villemin (*Lyon méd.*
1888), combine l'opium et la belladone dans le traitement
du diabète. Le mode d'administration importe peu. La
forme pilulaire est très commode. Le malade prend
matin et soir une pilule contenant un centigr. d'extrait
thébaïque et autant d'extrait de belladone. Dès que la
mydriase apparaît, le médicament doit être suspendu. La
médication bromurée donne parfois de bons résultats,
surtout lorsque la névrose évolue chez un sujet qui présente d'autres manifestations nerveuses.

Il faut donner au moins deux grammes par jour de
bromure de potassium, de sodium ou d'ammonium. Si la
dyspnée est très prononcée, il est bon de donner en même
temps autant d'iodure de potassium ou de sodium. Lorsque les symptômes ne s'amendent pas, on peut prescrire
l'antipyrine, qui est aussi un modificateur nervin. La
plupart des malades sont des arthritiques et d'après
M. Sée ce médicament agit favorablement contre toutes les
manifestations de cette diathèse. Il est généralement employé contre la chorée. Des cas de coqueluche, d'épilepsie,
de diabète sucré, de goître exophthalmique, de diabète
insipide semblent avoir guéri grâce à ce médicament.

Il est inutile d'ajouter que si la névrose dépend d'une maladie concomitante, c'est contre elle que le thérapeute doit diriger tous ses efforts. Le traitement symptomatique sera approprié à chaque symptôme en particulier. Pour combattre la broncho-pneumonie, les révulsifs seront parfois utiles. L'albuminurie persistante et abondante nécessitera la prescription du régime lacté et la glycosurie l'abstention de féculents.

Pour combattre l'aphonie on aura recours à l'électrisation localisée du larynx. On emploiera un courant d'induction d'intensité faible et un excitateur bipolaire qu'on portera au contact des cordes vocales. Il sera bon que les interruptions soient fréquentes. On fera une application tous les matins pendant trois ou cinq minutes. Parfois on verra les palpitations s'améliorer sous l'influence d'un courant continu de cinq à dix milliampères appliqué pendant cinq ou dix minutes, deux fois par jour, le pôle positif sur l'épaule et le pôle négatif au niveau du cœur. Les sulfureux rendront des services soit comme toniques, soit comme modificateurs de l'état des bronches. Lorsque le malade sera dans une situation de fortune convenable on prescrira de préférence une saison dans une station thermale, à sources sulfuro-sodiques, comme Barèges ou Cauterets, dans les Hautes-Pyrénées, Amélie-les-Bains, Bagnères de Luchon, ou à sources sulfhydriquées comme *Uriage* (Isère), *Enghien* (Seine-et-Oise). Enfin, si les phénomènes d'insuffisance gastrique persistent toujours et si la digestion devient de plus en plus difficile, le lavage de l'estomac avec une eau alcaline constituera un moyen de traitement palliatif.

CHAPITRE III.

OBSERVATION III.

Compression du récurrent par une tumeur du médiastin
Albuminurie. Mort. (O. de Gellé, Soc. biolog., mars 1888,
résumée.)

Mme X., 50 ans. Depuis longtemps cornage et paralysie de la
corde vocale droite attribuée par Krishaber à la compression
du récurrent. A 4 ou 5 reprises l'hiver, bronchite rebelle et
ténace, danger de mort. Pendant la convalescence, le poumon
est normal. Brusquement l'ouïe diminue de finesse et disparaît en 18 heures. Pas de lésions otiques, quelques bourdon-
nements d'oreille. Un peu d'albuminurie sans polyurie.
Quinze jours plus tard, œdème des jambes et dix-huit mois
après, mort avec tous les signes de la maladie de Bright.

Dans cette observation le syndrôme n'est pas complet,
mais la succession des phases pathologiques, irritation
des récurrents, albuminurie incurable et surdité consécutive, mérite d'attirer l'attention. Pour M. Gellé il s'agit
d'une irritation bulbaire déterminée par la compression
du récurrent. Que le siège de l'irritation soit dans le centre
bulbaire ou sur le tronc du vague, il n'en est pas moins
vrai que ce nerf a joué un grand rôle dans la pathogénie
des accidents et ce fait n'est pas sans intérêt au point de
vue du pronostic.

OBSERVATION IV.

Névrose du vague. Accès de dyspnée. Lenteur du pouls.
Polyurie. Albuminurie. Glycosurie. (Pessez, loc. cit.,
résumée.)

P..., âgé de 10 ans, entre dans le service de M. Quinquaud

pour un purpura légèrement fébrile généralisé. Crises dyspnéiques pendant lesquelles il reste quelque temps en inspiration prolongée, puis les mouvements respiratoires deviennent de moins en moins fréquents, et sont suivis d'une période d'apnée. Peu à peu la respiration revient au type normal. L'accès dure cinq minutes. A l'auscultation, murmure vésiculaire obscurci, quelques râles sous-crépitants disséminés. Cœur hypertrophié, pas de souffles. 55 pulsations. Douleur provoquée par la pression des pneumogastriques au cou. Polyurie, pollakiurie, un peu d'albumine. Glycosurie. La quantité de sucre n'a pas dépassé 6 grammes par litre. Les accès sont assez fréquents et surviennent parfois plusieurs fois par jour. Ils se terminent par l'émission d'une grande quantité d'urine claire, un peu plus albumineuse qu'à l'ordinaire. Traitement tonique. Au bout d'un mois et demi, amélioration de l'état général sans modification notable de la sécrétion rénale.

Observation V. (communiquée par M. Arthaud).

M. X..., 40 ans, arthritique. A la suite d'une indisposition et d'une attaque apoplectiforme de cause indéterminée, a présenté un trouble général de la nutrition. Les digestions sont pénibles, laborieuses, le malade dort après chaque repas.

Il accuse un affaiblissement et surtout une paresse musculaire assez grande. Il urine souvent et beaucoup, les urines sont assez abondantes (2 litres par jour), claires, mousseuses, contenant environ 10 grammes de sucre par litre. Nous trouvons un pouls à 100 ; le malade se plaint en outre d'un point de côté assez violent du côté droit et d'un peu de gêne respiratoire.

Nous trouvons à l'auscultation quelques râles de bronchite et quelques frottements à la base du poumon droit.

Sous l'influence de quelques révulsifs légers, les symptômes s'amendent. Mais après quelque temps les malaises reparaissent, la tachycardie s'accentue ; la soif devient assez vive pour que le malade éprouve le besoin de se rationner aux repas. En même temps, se montrent des signes de bronchopneumonie droite avec obscurité du murmure vésiculaire et des râles fins dans tout le côté droit.

Nous pensons, en présence de ces symptômes, à une névrose du vague et nous conseillons l'emploi des pilules d'opium et de belladone.

M. le professeur Brouardel, consulté par nous, conseille une saison aux eaux de Cauterets, pour modifier l'état des bronches. Ce conseil est suivi en même temps que celui donné précédemment par nous, de l'emploi des névrosthéniques.

Au bout d'un mois le malade revient à peu près guéri de sa broncho-pneumonie. La tachycardie a disparu, les urines sont moins abondantes, le sucre a disparu et l'état de santé est satisfaisant.

Plus de récidives depuis 3 ans.

Observation VI. (Communiquée par M. Arthaud.)

Mme X., 35 ans. Père mort de phénomènes paralytiques mère vivante. En juillet 1889 a présenté quelques troubles digestifs, puis, à la suite d'une crise d'étouffement, a perdu complètement la voix. Fut traitée à cette époque par M. Moure, de Bordeaux, puis par M. Fauvel, qui constatèrent de la parésie des cordes vocales. Ces messieurs prescrivirent l'électrisation et une saison à Enghien. A la suite de ce traitement, la voix reparut et les symptômes généraux s'amendèrent pendant 6 mois. A la rentrée de l'hiver 1890 la voix disparut de nouveau à la suite d'une bronchite légère. Cet état persista jusqu'en juin 1890. A cette époque la malade s'adressa de nouveau au docteur Fauvel qui fit pratiquer d'abord l'électrisation externe, puis l'électrisation directe des cordes vocales parésiées. La malade fit une nouvelle saison à Enghien. Après un mois de ce régime, les symptômes devenant plus nets à la suite d'une nouvelle bronchite, elle vint consulter M. Arthaud à la Policlinique. A ce moment l'examen donna les résultats suivants : polysarcie légère, parole difficile, voix faible et fausse. Quand la malade veut émettre un son avec force, la tonalité s'abaisse de plus en plus et l'effort tend à la rendre complètement aphone. Elle se plaint d'étouffements périodiques sans caractères bien tranchés, accuse de l'anorexie légère avec tympanisme après les repas. Comme signes physiques, *emphysème à gauche avec légère bronchite du même côté*. A droite, légère diminution du murmure vésiculaire bien moins marqué qu'à gauche. L'examen laryngoscopique pratiqué par M. Natier montre une parésie double des cordes vocales avec très légère rougeur sans caractères déterminés. Du côté du cœur bruits sourds, mais nets, sans souffles. *Tachycardie*. 120 *pulsations* à la minute. Interrogée au point de vue de la sécré-

tion urinaire, la malade se plaint d'uriner souvent et beaucoup. L'examen des urines montre la présence d'un peu d'albumine et d'une petite quantité de sucre 5 à 6 gr. par litre.
l'rait. matin et soir une des pilules suivantes :

Extrait thébaïque.....⎫
Extrait de belladone..⎬ àà 0,01 centigramme.
Extrait de quinquina . Q. S.
            pour une pilule.

Sous l'influence de cette médication fort simple, tous les
symptômes s'améliorent et disparaissent dans l'espace de
quinze jours. Le pouls descend à 80, les urines redeviennent
normales et l'albumine et le sucre disparaissent. La malade
rentre chez elle. En mars 1891 elle est reprise tout à coup
d'aphonie complète. Cette aphonie survient brusquement dans
la journée en lisant une lettre à haute voix. La malade éprouve simultanément une oppression qui va s'accentuant les jours
suivants et s'accompagne après quelques jours de bronchite
légère sans fièvre. Elle se plaint, huit jours après, de symptômes assez effrayants pour faire demander une consultation à
son domicile. Elle croit asphyxier, déclare qu'elle va étouffer,
accuse un sentiment de strangulation et une dyspnée telle-
ment angoissante qu'elle craint de succomber. Sous l'influence
de quelques piqûres de morphine faites par le Dr Darlan les
accidents graves s'amendent et la malade revient à Paris pour
consulter de nouveau M. Arthaud. A ce moment la voix est
encore faible et tout effort pour parler à haute voix est suivi
d'aphonie complète ; emphysème généralisé avec bronchite
surtout accentuée à gauche. La tachycardie a reparu et le
pouls oscille entre 100 et 120 pulsations. Les urines sont abondantes, 2 litres 1/2 par jour et ne contiennent ni albumine, ni
sucre. L'examen laryngoscopique dénote la réapparition de la
parésie des cordes vocales déjà constatée l'année précédente.
Pour confirmer le diagnostic de névrose du vague et s'entou-
rer de toutes les garanties possibles, M. Arthaud présente la
malade à M. Le Professeur Brouardel. M. Brouardel porte le
diagnostic de névrose réflexe ayant pour point de départ la
muqueuse bronchique. Il conseille l'emploi des pilules déjà
prescrites et l'usage de bains d'air à pression variable pour
favoriser le jeu des fibres musculaires du poumon et la nutrition de l'organe. Le régime est régulièrement suivi pendant
un mois, avec une légère amélioration.

Au bout de ce temps, pour activer la guérison, la dose des

pilules d'opium et de belladone est doublée et la faradisation du vague et des laryngés essayée. La voix reprend et les symptômes s'amendent en peu de temps. L'usage des bains d'air est suspendu et la faradisation remplacée par les courants continus avec 8 à 10 éléments Chardin, au bisulfate de mercure. La galvanisation comme la faradisation montre que le vague gauche est plus sensible que le droit. Celui-ci tolère sans trop de fatigue dix éléments.

En 15 jours, avec trois séances par semaine de 1 heure de durée, concurremment avec l'opium et la belladone à l'intérieur, une amélioration progressive et durable est obtenue. La malade retourne chez elle et, depuis cette époque, elle accuse quelques crises d'oppression sans aphonie revenant une ou deux fois par an. Elle ne présente, jusqu'à nouvel ordre, ni tachycardie, ni troubles digestifs, ni aucun des symptômes qui la tourmentaient auparavant.

Observation VII. (Personnelle.)

Névrose du vague droit.

Mme Cal..., 60 ans, sans antécédents héréditaires. Pas d'autres maladies que quelques bronchites l'hiver. Une fausse couche ; ménopause à 35 ans.

La maladie actuelle a débuté il y a 12 ans par une bronchite plus intense que les autres. En même temps, sont survenus des troubles digestifs constitués par une sensation de gonflement au niveau de l'épigastre obligeant la malade à se délacer ; congestion de la face après les repas, renvois et ballonnement du ventre. Quelque temps après a apparu de la raucité de la voix et la malade a été soignée par M. le Dr Fauvel. Elle accuse en outre des crises d'étouffements et de palpitations se terminant par des sueurs, une expectoration muqueuse et filante, une émission d'urines claires. Le besoin d'uriner est plus fréquent à certains moments.

Le 27 janvier l'examen laryngoscopique montre un léger catarrhe chronique du pharynx et du larynx, avec parésie de la corde vocale droite. Broncho-pneumonie : foyers de râles crépitants fins disséminés à la base du poumon droit, sonorité augmentée à la percussion dans la région sous-claviculaire droite. Rien à gauche, cœur légèrement hypertrophié, mais indemne de lésions organiques : *palpitations*, 100 pulsations.

Anorexie, courbature générale, polyurie, 2 litres 1/2 à 3 litres
d'urine claire moins abondante par périodes ; ni sucre, ni
albumine, ni diarrhée, ni constipation. Les accès de dyspnée
se montrent maintenant tous les soirs. Cette dyspnée est progressive, sans orthopnée, et disparaît lentement. M. Arthaud
prescrit les pilules d'opium et de belladone. 8 jours après
amélioration sensible, mais les palpitations persistent et on
compte 100 pulsations. On donne deux grammes d'iodure et de
bromure de potassium en même temps que les pilules. Vers la
fin du mois de février les symptômes s'amendent et la malade
ne vient plus consulter. Le 25 février, nouveaux accès d'étouffements calmés en une dizaine de jours par le même traitement.

Observation VIII. (Communiquée par M. Arthaud.)

Mme B..., âgée de 71 ans, sans antécédents héréditaires.
A 34 ans, plusieurs accès de coliques hépatiques. La maladie
actuelle a débuté il y a dix ans par de la dyspepsie, de l'into-
lérance gastrique pour certains aliments, des vomissements
fréquents. Depuis cette époque, les vomissements se renouvellent quelquefois. Quelques crises dyspnéiques assez prolon-
gées suivies de bronchite légère, pollakiurie, polyurie, urines
abondantes et limpides, légèrement albumineuses.

Accès de palpitations avec douleurs irradiant dans les deux
bras. 100 pulsations, cœur sain, murmure vésiculaire
diminué des deux côtés de la poitrine. Au laryngoscope, atrophie légère des cordes vocales. La malade accuse une aphonie
intermittente. Traitement, opium et belladone. Après trois
mois de traitement l'état était un peu amélioré, mais les vomissements et la tachycardie persistaient encore. A partir de ce
moment la malade ne s'est plus présentée à la consultation et
a été perdue de vue.

Observation IX. (Communiquée par M. Arthaud.)

Névrose du vague droit.

Mme G..., âgée de 41 ans, sans antécédents, vient consulter le
9 décembre 1801. Depuis deux ans environ elle a des crises
d'oppression qui ont été précédées par des troubles digestifs :

anorexie, renvois, gonflement après le repas et quelquefois vomissements. Puis ont apparu des crises de dyspnée progressive durant parfois une ou deux heures, se terminant par l'émission d'urines limpides et abondantes. A l'auscultation, on entend à droite et en arrière de la poitrine, à chaque inspiration, des bouffées de râles crépitants fins constituant des foyers de broncho-pneumonie disséminés sans limites bien nettes. En avant, murmure vésiculaire affaibli, expiration prolongée avec quelques râles sifflants ; sonorité augmentée. Rien à gauche. Le vague au cou est douloureux à la pression. Cœur sain, 100 pulsations. Les urines ne contiennent ni sucre, ni albumine, mais elles sont troubles et au repos il se forme un dépôt de phosphates assez notable. Traitement : opium et belladone, iodure et bromure de potassium. Le 11 janvier, quelques traces d'albumine, plus de polyurie, mais troubles digestifs plus prononcés, quelques vomissements, tympanisme, tachycardie. Le 20 janvier ces phénomènes ont cessé, l'état général est bon ; l'emphysème persiste ; un peu d'œdème des membres inférieurs.

OBSERVATION X. (Communiquée par M. Arthaud.)

Névrose du vague et du sympathique droits. — Goître unilatéral droit.

Mme G..., âgée de 51 ans, présente depuis l'enfance un goître unilatéral droit. Sa mère et deux sœurs ont été affectées aussi de goître. Pas d'autres antécédents pathologiques. Il y a 4 ans hémiparésie gauche complète, peu durable, non précédée d'attaques apoplectiformes. En janvier 1890, parésie gauche de la face, et c'est alors que la malade se présente à la consultation. Le côté droit est un peu plus froid que le gauche. La tension oculaire un peu plus forte à gauche. La malade se plaint de crises d'étouffement, qui débutent par une sensation de strangulation au niveau du larynx, puis, progressivement, s'établit une dyspnée caractérisée par un sentiment d'oppression, sans orthopnée survenant 2 ou 3 fois dans les 24 heures, plutôt le jour que la nuit ; accès de palpitations, 88 pulsations ; tympanisme stomacal et battements épigastriques, pupille droite légèrement plus étroite que la gauche, polyurie, urines claires sans sucre ni albumine. Sous l'influence du traitement l'amélioration est survenue, mais le goitre a grossi dans ces derniers temps.

OBSERVATION XI. (Communiquée par M. Arthaud.)

Névrose du vague droit.

H..., 60 ans, arthritique, a déjà eu des accès de coliques néphrétiques. Il y a quelques mois, enrouement et raucité de la voix. La maladie actuelle a débuté il y a 4 mois par des troubles gastriques, des renvois, du ballonnement du ventre et par des palpitations après les repas; *pollakiurie.*Le malade se lève très souvent la nuit pour uriner. Urines très claires, environ 3 litres par jour, sans sucre ni albumine. Accès de palpitations après les repas et pendant la nuit. Au moment de l'examen 52 pulsations. Cœur sain. Emphysème à droite.

OBSERVATION XII. (Communiquée par M. Arthaud.)

Mme Cak..., 37 ans, sans autres antécédents que quelques manifestations arthritiques dans sa famille. Depuis trois mois environ embarras gastrique sans fièvre : sensation de gonflement au niveau de l'épigastre, pyrosis, renvois, ballonnement du ventre après les repas. Accès de palpitations survenant surtout la nuit pendant le décubitus dorsal. En même temps la malade éprouve un violent point de côté, en arrière et à droite de la poitrine. A l'examen : gêne respiratoire considérable, emphysème bilatéral, bronchite caractérisée par des ronchus sonores disséminés dans les grosses bronches. Voix discordante et parésie des thyro-arythénoïdiens au laryngoscope. Coryza chronique. Légère pharyngite granuleuse. Tachycardie, 120 pulsations. Pas de lésions cardiaques. Pollakiurie, sans polyurie, traces d'albumine. Urine claire ; le tronc du vague droit au cou est légèrement douloureux à la pression. Dix jours après 132 *pulsations*, emphysème plus net du côté droit. Œdème des jambes. Nouvel examen huit jours plus tard : 88 pulsations, quantité d'urine irrégulière ; quelques crises d'étouffements et de palpitations survenant vers minuit. Murmure vésiculaire plus net que la dernière fois du côté droit. La malade n'a pas été revue.

OBSERVATION XIII. (Personnelle.)

Mme Agn..., âgée de 31 ans, n'a comme antécédents héréditaires qu'une mère arthritique. Pas de maladies antérieures. A 10 ans apparaît un état gastrique caractérisé par des douleurs intermittentes très vives au niveau du creux épigastrique, avec phénomènes d'atonie, gonflement après le repas, renvois, digestions lentes et laborieuses. Il est bientôt suivi de névralgies à siège variable, de crises d'étouffements, accès de toux spasmodique et quinteuse séparés par des intervalles d'accalmie plus ou moins longs. La crise débute tantôt par des éternûments, tantôt par des accès de toux ou une sensation de picotement à la gorge, tantôt par des renvois gazeux. Ces crises se montrent sans cause déterminée, sans que la malade sorte de chez elle, aussi bien le jour que la nuit, et durent en général plusieurs jours, pendant lesquels l'état dyspnéique présente des paroxysmes. A la fin de la crise émission d'urines claires, abondantes (3 litres environ par jour), pollakiurie intermittente, périodes de diarrhée et de constipation. Depuis le commencement de la maladie deux enrouements subits avec aphonie de courte durée (un ou deux jours).

A l'examen le tronc du vague droit est plus sensible à la pression que le gauche. Bronchite et emphysème doubles ; poitrine globuleuse, sonorité augmentée des deux côtés, râles ronflants et sous-crépitants généralisés, murmure vésiculaire affaibli des deux côtés. Pas de lésions cardiaques ; tachycardie, pouls 100 pulsations. Traitement : pilules opium et belladone, bromure et iodure de potassium. Sous l'influence de ces médicaments l'état s'améliore passagèrement, depuis trois mois que la malade est en observation, mais les crises dyspnéiques et de palpitations se renouvellent encore de temps en temps, de même que la pneumatose gastro-intestinale. Les urines sont parfois albumineuses ou contiennent des phosphates en abondance.

OBSERVATION XIV. (Communiquée par M. Arthaud.)

Névrite du vague droit consécutive à une pleurésie droite.

P. G..., homme âgé de 65 ans, rhumatisant, a eu il y a trois ans une pleurésie droite pour laquelle il a été soigné à l'hôpi-

lal Necker, où on a pratiqué deux ponctions, et où il a fait un
séjour de trois semaines. A ce moment ses urines ne conte-
naient ni albumine ni sucre. Immédiatement après la pleurésie, paralysie de la corde vocale droite. Les phénomènes gastriques qu'il avait présentés avant son séjour à l'hôpital : anorexie, nausées, digestions difficiles, ballonnement du ventre,
au lieu de disparaître, s'accentuent de plus en plus et ne tardent pas à s'accompagner de palpitations et d'accès de suffocation à marche progressive, apparaissant la nuit comme le
our. Le malade présente une légère teinte hémaphéique, accuse
des vertiges, une sensation de brouillard devant les yeux, une
grande faiblesse musculaire, une toux superficielle fréquente
sans crachats.

A l'examen, emphysème généralisé, plus prononcé à droite,
cœur légèrement hypertrophié sans souffle, 90 pulsations,
enflure légère des jambes de temps en temps, urines albumineuses, pas de glycosurie. Assez souvent le malade urine fréquemment et beaucoup. Après huit jours de traitement le nombre de pulsations a diminué, la polyurie est moins prononcée.
Les urines ne contiennent plus d'albumine. L'amélioration
survient progressivement et persiste encore depuis un an.

Observation XV. (Personnelle.)

Névrite du vague droit consécutive à une pleurésie droite
chez un hystéro-neurasthénique.

M. D., 37 ans, neurasthénique. Le père est mort de pleurésie avec anasarque. Un frère est mort également de pleurésie.
Le grand-père maternel, trois tantes maternelles et la mère
sont mortes d'apoplexie cérébrale. Le sujet lui-même a été
bien portant jusqu'à 17 ans. Pendant la guerre pleurésie
droite qui dure deux mois et demi, depuis lors il a toussé
presque continuellement. En 1872 syphilis. Les accidents, chan-
cre et plaques muqueuses, durent un an et il prend comme
traitement des pilules de protoiodure de mercure et de l'iodure
de potassium. Quelque temps après blennorrhagie bientôt
suivie d'une attaque de rhumatisme articulaire qui dure 6
semaines. Pendant 5 ou 6 ans, pas d'autres affections que quelques bronchites légères l'hiver. En 1878, nouvelle pleurésie
droite. Bientôt après, état gastrique prononcé avec anorexie,
pyrosis, éructations, digestions pénibles et lentes, sensation de

gonflement, ballonnement du ventre après le repas. Crises gastralgiques, parfois vomissements continuels, affaiblissement progressif et diminution considérable du poids pendant trois ou quatre ans, palpitations et attaques syncopales. Les attaques sont précédées par des idées de suicide ou par des hallucinations. Un jour le malade monte en omnibus pour ne pas traverser un pont à pied et éviter de se jeter à l'eau et rentré chez lui il est pris d'une crise. D'autres fois c'est un cimetière avec un caveau entr'ouvert déjà vu en rêve qui se présente à ses yeux. Puis tout à coup il ressent au niveau de l'épigastre une douleur angoissante, pâlit, étouffe, perd connaissance et tombe. Plusieurs chutes ont eu lieu dans la rue. A la suite de la crise, polyurie, 4 ou 5 litres par jour d'urines claires, phosphaturie. Dans l'intervalle état dyspnéique de durée variable, à paroxysmes plus ou moins longs, toux continuelle, sans expectoration, vomissements fréquents, et aphonie intermittente. Douleurs continuelles au niveau de la poitrine. — Depuis 4 ans albuminurie, environ 2 ou 3 gr. d'albumine par litre d'urine.

A l'examen symphyse pleurale à droite, et au niveau de la moitié inférieure du poumon droit foyers de broncho-pneumonie avec râles crépitants fins disséminés, sans limites précises et quelques râles sibilants; expiration prolongée, murmure vésiculaire affaibli et sonorité exagérée au sommet droit. Rien à gauche, pouls : 115 pulsations, rien au cœur. Polysarcie, tympanisme abdominal, urines albumineuses, pas de sucre. Le graphique respiratoire pris par M. Arthaud reproduit la courbe de celui du chien après section des vagues. Rétrécissement du champ visuel à droite, zones d'hyperesthésie au niveau de la poitrine. Sous l'influence des révulsifs de l'opium, de la belladone, du bromure de potassium, les accès de palpitations et de dyspnée deviennent moins fréquents. Mais ils se reproduisent encore de temps en temps et l'albuminurie persiste. Le malade accuse encore le soir un état dyspnéique suffisant pour l'empêcher de garder la position horizontale et de dormir.

OBSERVATION XVI. (Personnelle.)

Névrite du vague droit chez une femme tuberculeuse.

Mme J., 53 ans, sans antécédents héréditaires, a eu deux enfants dont l'un est mort de carreau et l'autre de convul-

sions à 14 ans. A 30 ans, elle a eu une bronchite qui a duré
trois semaines. A 48 ans, ictère qui a duré près de trois mois.
Il y a quatre ans, douleurs articulaires dans les membres supérieurs, qui ont duré trois mois. Au mois de septembre 1890, à
la suite d'un refroidissement, la malade commence à tousser
subitement et éprouve un enrouement tel qu'elle ne peut plus
parler qu'à voix basse. L'état général reste bon. Au mois de
janvier 1891, l'examen laryngoscopique, pratiqué par M. Natier,
montre une laryngite chronique avec hypertrophie de deux
cordes vocales plus prononcée à droite. En février, M. Arthaud
constate l'état suivant : douleurs assez vives au creux épigastrique, anorexie. Au sommet droit, murmure vésiculaire affaibli. Inspiration rude, expiration prolongée et soufflante, sonorité augmentée, emphysème du poumon droit, rien à gauche,
cœur sain, 140 pulsations. La malade accuse quelques accès
de palpitations ; ni sucre, ni albumine dans les urines. En
mars, fortes douleurs épigastriques durant de 5 minutes à une
demi-heure, congestion de la face et ballonnement du ventre après le repas. Les accès de palpitations ont augmenté d'intensité.

Le nombre de pulsations varie entre 150 et 112. Sous l'influence du traitement les symptômes s'amendent. En décembre
1891, mêmes signes physiques, 154 pulsations, polyurie 2 litres
1/2 environ par jour, albuminurie 2 gr. d'albumine par litre,
pas de sucre.

OBSERVATION XVII. (Personnelle.)

Névrite du vague gauche. — Adénopathie bronchique. —
Tuberculose.

Dlle Cuil., âgée de 25 ans, sans antécédents, est atteinte,
depuis cinq ans, d'un enrouement avec raucité de la voix qui
a débuté par un fort coryza suivi de bronchite et d'accès d'é-
touffements. Anorexie, digestions pénibles, nausées, vomissements bilieux le matin depuis deux ans environ. A l'examen,
le 10 juillet, quelques ganglions sus-claviculaires engorgés du
côté gauche. Corde vocale gauche parésiée, un peu rouge, légèrement tuméfiée. La corde vocale droite présente un aspect
normal, pas d'accès de palpitations, rien au cœur, pouls :
150 pulsations, murmure vésiculaire affaibli, sonorité augmentée, foyers de râles crépitants fins disséminés dans le
poumon gauche, emphysème et broncho-pneumonie ; rien à

droite, pollakiurie, polyurie, un peu d'albumine et beaucoup de phosphates, pas de sucre. Par le traitement iodo-tannique combiné avec les pilules opium et belladone l'état s'est amélioré et la malade est en voie de guérison. La quantité et la qualité des urines sont normales, le nombre des pulsations est tombé à 80. Les foyers de râles ont disparu en partie. C'est la lésion bacillaire qu'il faut principalement combattre en ce moment. Les fonctions gastriques sont un peu défectueuses, et il y a quelques alternatives de diarrhée et de constipation.

OBSERVATION XVIII. (Personnelle.)

Goître unilatéral. — Névrose simultanée du vague et du sympathique cervical.

Mme L., 27 ans, père alcoolique, mort phthisique à 43 ans ; mère violente et emportée. A l'âge de 8 ou 0 ans, mouvements choréiformes des muscles de la face et du cou. A 19 ans, gastralgie : vives douleurs après le repas, durant deux heures environ et se terminant par des vomissements muqueux, sensation de gonflement au niveau de l'épigastre, congestion de la face. Depuis 2 ans, la malade a des accès de toux quinteuse, superficielle, elle urine souvent et beaucoup, urines claires. Depuis un an, le lobe droit du corps thyroïde a grossi et acquis le volume d'un œuf de poule. Quelques accès de palpitations et d'oppression. A l'examen murmure vésiculaire affaibli, expiration prolongée, emphysème léger à droite, rien à gauche, cœur sain, 100 pulsations, pas d'exophthalmie, pas d'inégalité pupillaire. Quelques ganglions augmentés de volume dans la fosse sus-claviculaire droite, matité dans l'espace interscapulaire, urine légèrement albumineuse. Depuis trois mois ces phénomènes ont disparu : en ce moment l'état général est bon. Le goître seul persiste encore.

CONCLUSIONS

1° La physiologie normale et la pathologie expérimentale permettent de comprendre la pathogénie de quelques états morbides mal définis. Certains malades présentent simultanément ou successivement des paralysies laryngées, des accès de toux, des troubles fonctionnels, pseudo-asthme, oppression, ou des lésions organiques du poumon, bronchite, emphysème, foyers de bronchopneumonie, le plus souvent appréciables d'un seul côté de la poitrine, de l'accélération ou du ralentissement du pouls, des troubles de l'appareil digestif : spasmes du pharynx, de l'œsophage, état gastrique variable, pneumatose intestinale ; des modifications de la sécrétion urinaire et de la fonction glycogénique du foie. L'innervation physiologique commune de ces divers appareils explique leur concours pour réaliser un état pathologique analogue à celui que provoque chez l'animal la névrite expérimentale du vague.

2° Quelquefois le tronc du nerf présente une lésion anatomo-pathologique. D'autres fois, c'est une irritation centrale qu'il transmet à la périphérie ou bien une affection dynamique générale du système nerveux se localise spécialement sur cette branche à rameaux multiples. Le nom de névrose, moins précis, mais moins prétentieux que celui de névrite, est préférable dans la majorité des cas pour désigner ce syndrome clinique.

3° Le caractère saillant de la névrose typique consiste dans la participation au processus pathologique d'un ensemble d'organes déterminés, dans un ordre assez constant, que montre la recherche patiente des antécédents ou l'observation prolongée du malade. En interrogeant chaque organe, en particulier, on constate des signes variables en raison des nombreux filets adaptés à des fonctions différentes que renferme le nerf pneumogastrique.

4° La névrose affecte une physionomie variable suivant les sujets, variable suivant la phase de son évolution à laquelle on a l'occasion de l'observer. Tel symptôme prédomine aujourd'hui qui plus tard sera relégué au second plan. Tel malade sera tour à tour considéré comme asthmatique, emphysémateux, cardiaque, dyspeptique ou diabétique quand il s'agit, en réalité, d'un état pathologique à manifestations protéiformes dont le point de départ est variable selon le cas.

5° Les appareils frappés sont, du moins au début,

indemnes de lésions organiques. Les accidents relèvent tantôt d'une compression du tronc du vague, tantôt d'une inflammation secondaire ou propagée et peut-être primitive de la gaine de ce nerf, tantôt du neuro-arthritisme, et par conséquent de lésions encore peu étudiées et mal définies.

6° Parmi ces malades, les uns guérissent, d'autres voient leur état s'améliorer passagèrement, d'autres restent plus ou moins longtemps sans changement appréciable. Que deviennent ces deux dernières catégories ? La pathologie expérimentale permet de supposer que le fonctionnement défectueux du pneumogastrique entraîne des troubles trophiques des organes viscéraux pouvant aboutir à l'atrophie des parenchymes et à la prolifération du tissu conjonctif. Il est possible que la maladie de Bright, l'asystolie, le diabète, la dilatation des bronches soient la dernière étape de cet état morbide ; mais l'observation clinique ne nous permet pas encore d'affirmer une semblable terminaison dont la réalité nous semble cependant très probable.

BIBLIOGRAPHIE

TESTUT. — Anatomie humaine, tome II.

GEGENBAUR. — Anatomie humaine (traduction Jullien).

SAPPEY. — Anatomie descriptive (tome III).

FÉRÉ. — Anatomie médicale du système nerveux.

CHARPY. — Les centres nerveux.

BECHTEREW. — Le cerveau de l'homme dans ses rapports et connexions intimes. (Paris 1887.)

J. SOURY. — Les fonctions du cerveau. (Doctrines de l'École de Strasbourg et de l'École Italienne. Paris 1891.)

VULPIAN. — Leçons sur les vaso-moteurs.

BEAUNIS. — Traité de physiologie.

CL. BERNARD. — Leçons sur le système nerveux et phys. expérimentale.

VIAULT et JOLYET. — Traité de physiologie.

ARTHAUD et BUTTE. — Physiologie normale et pathologique du nerf pneumogastrique. (Paris 1892.)

FRANK. — Leçons sur les fonctions motrices du cerveau, 1887.

NUEL. — Art. pneumogastrique du Dict. Dech.

JACCOUD. — Traité de pathologie interne. (Paris 1883.)

AXENFELD et HUCHARD. — Traité des névroses. (Paris 1883.)

GRASSET. — Maladies du système nerveux. (Paris 1888.)

ROSENTHAL. — Maladies du système nerveux (traduction Lubansky).

LETULLE. — Troubles fonctionnels du pneumogastrique. Thèse d'agrégation. (Paris 1883.)

BARÉTY. — Adénopathie trachéo-bronchique. (Thèse de Paris 1874.)

POYET. — Paralysies du larynx. (Thèse de Paris 1877.)

CATTET. — Début de la phthisie pulmonaire et irritation du pneumogastrique. (Thèse de Paris 1879.)

LE MARCHANT. — Paralysies laryngées. (Thèse de Paris 1879.)

PUJADE. — Tuberculose pseudo-asthmatique. (Thèse de Paris 1879.)

LECLERC. — Angine de poitrine hystérique. (Thèse de Paris 1886.)

LUBET-BARBON. — Paralysies des muscles du larynx. (Thèse de Paris 1886.)

GULAT. — Paralysies diphtériques des pneumogastriques. (Thèse de Paris 1881.)

CHRÉTIEN. — Thyroïdectomie. (Thèse de Paris 1887.)

MME DÉJERINE KLUMPKE. — Polynévrites en général et névrites saturnines en particulier. (Thèse de Paris 1889.)

GUINON. — Névroses urinaires de l'enfance. (Thèse de Paris 1887.)

Regnard. — Pouls lent permanent. (Thèse de Paris 1887.)

Blondeau. — Pouls lent permanent. (Thèse de Paris 1879.)

Natier. — Fièvre des foins. (Thèse de Paris 1887.)

Pessez. — Polyuries et albuminuries d'origine nerveuse. (Thèse de Paris 1888.)

Bouessée. — Pouls lent permanent. (Thèse de Paris 1890.)

Castaing. — Tachycardie paroxystique essentielle (Thèse de Paris 1891.)

Janicot. — Tachycardie paroxystique essentielle. (Thèse de Paris 1891.)

Merlay. — Albuminurie intermittente cyclique. (Thèse de Lyon 1888.)

Lecreux. — Intermittences cardiaques d'origine gastro-intestinale. (Thèse de Lyon 1888.)

Guéneau de Mussy. — Clinique médicale.

Peter. — Clinique médicale.

Peter. — Diabète sucré et névralgie de la 10ᵉ paire. *Union médicale* (janvier 1883).

Fernet. — Pneumonie aiguë et névrite du pneumogastrique. *France médicale* (1878).

Bouchard. — Maladies par ralentissement de la nutrition (1882).

Bouchard. — Leçons sur les auto-intoxications.

Cornil. — Soc. biol., 1875.

Charcot. — Leçons sur les maladies du système nerveux.

Duchenne, de Boulogne. — Electris. localisée.

Frankel. — Soc. méd. de Berlin 1874 et *Berlin. klin. Woch.* (1875).

Frey. — Modif. du poumon après paralysie des vagues. Leipzig (1877).

Gougenheim. — Névroses du larynx. *Progr. méd.* (1883).

Huchard. — *Union médicale* (1883).

Huchard. — Leçons de clinique et de thérapeutique des maladies du cœur et des vaisseaux.

Krishaber. — Névropathie cérébro-cardiaque. (Paris 1873).

Landouzy. — Thèse agrég. (1880).

Panas. — *Arch. d'ophthalm.* (1881).

Præbsting. — *Deutsch. Arch. f. clin. Med.* (1882).

Rouget. — Introd. à Leçons sur diagnostic et traitement des paralysies des membres inférieurs par Brown-Sequard.

Rosenbach. — *Deutsch. med. Woch.* (1882).

Riegel. — *Berlin. klin. Woch.* (1875).

Schiff. — Leçons sur la physiologie de la digestion.

Sée. — Art. Asthme in Dict. Jaccoud.

Tarchanoff. — *Pflügers Arch.*, VIII (1873).

Eichorst. — Traité de pathologie interne. Traduct. française.

Eichorst. — Diagnostic méd. (Trad. Marfan.)

Brissaud. — Asthme essentiel chez les névropathes. (*Rev. méd.* 1890.)

BALLET. — Pathogénie du goître exophthalmique. (*Rev. méd.* 1888.)

DUROZIER. — Maladies du cœur (1891).

BOUVERET. — Tachycardie essentielle paroxystique. (*Rev. méd.* 1889.)

OPPENHEIM. — *Berlin. klin. Woch.* (août et sept. 1885, nov. 1886 et 1887).

KÜSSNER. — (*Berlin. klin. Woch.*, mai 1887.)

PRIBRANN. — (*Wiener med. Presse*, 1882.)

DREYFOUS. — Accid. nerv. du diabète. (Thèse agr. 1883.)

LANCEREAUX. — (*Union méd.*, janvier 1890.)

CUFFER. — Pathogénie des troubles nerveux consécutifs à des troubles d'origine gastrique. (*Rev. méd.*, 1890.)

WALTHER. — Art. Maladies du Cou du Traité de chirurgie de Duplay et Reclus.

BROCA. — Art. Thyroïdectomie du Dict. Dech.

MERKLEN-DEBOVE. FAISANS. — Comptes-rendus Soc. méd. des hôp.

FRANCK-DÉJÉRINE. — Comptes rendus Soc. biologie.

DUJARDIN-BEAUMETZ. — Clinique thérapeutique.

SOULIER. — Traité de thérapeutique et de pharmacologie.

CHARDIN et FOVEAU DE COURMELLES. — Précis d'électric. méd.

LEGROS et ONIMUS. — Traité d'électr. méd.

GILLES DE LA TOURETTE. — Traité de l'hystérie, 1er vol.

LEVILLAIN. — La neurasthénie.

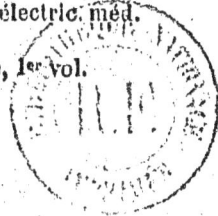

Clermont (Oise). — Imprimerie Daix frères, 3, place Saint-André.

www.ingramcontent.com/pod-product-compliance
Lightning Source LLC
Chambersburg PA
CBHW050605210326
41521CB00008B/1116